ÉTUDE CLINIQUE

SUR LA

DILATATION UTÉRINE

PAR

Honorius MAHOTIÈRE

Docteur en médecine de la Faculté de Paris, Docteur en médecine de la Faculté d'Haïti
Professeur de Zoologie au Lycée national de Port-au-Prince
Ancien répétiteur de Physiologie à la Faculté d'Haïti

PARIS

IMPRIMERIE COLLOMBON ET BRULÉ
22, RUE DE L'ABBAYE, 22

—

1879

ÉTUDE CLINIQUE

SUR LA

DILATATION UTÉRINE

PAR

Honorius MAHOTIÈRE

Docteur en médecine de la Faculté de Paris, Docteur en médecine de la Faculté d'Haïti
Professeur de Zoologie au Lycée national de Port-au-Prince
Ancien répétiteur de Physiologie à la Faculté d'Haïti

PARIS

IMPRIMERIE COLLOMBON ET BRULÉ
22, RUE DE L'ABBAYE, 22

1879

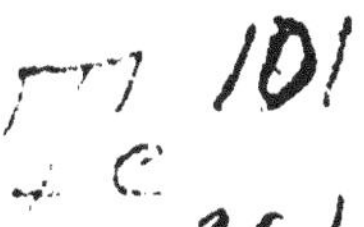

A MON PÈRE — A MA MÈRE

A MA SŒUR

A MON ONCLE M. REGNARD REGNIER

TÉMOIGNAGE D'AFFECTION ET DE RECONNAISSANCE

A MES PARENTS

A MM. CICÉRON ET MULÉY GARESCHER

TÉMOIGNAGE D'AFFECTION

A MM. LES DOCTEURS J.-B. DEHOUX, GUIGNARD, AUDAIN

MES ESTIMABLES MAITRES

A M. LE DOCTEUR AUBRY

Chevalier de la Légion d'honneur, etc.

A LA MÉMOIRE DE MON REGRETTÉ AMI

DURCÉE MORNAY DUPLESSY

A M. SAUVEUR FAUBERT

Ministre plénipotentiaire d'Haïti à Paris

A M. LE DOCTEUR CHERON

Docteur ès-sciences, Officier de la Légion d'honneur, Officier de l'Instruction publique, etc., etc.

A MON PRÉSIDENT DE THÈSE

M. LE DOCTEUR HARDY

Professeur à la Faculté de médecine de Paris, Officier de la Légion d'honneur, Médecin de l'Hôpital de la Charité, etc., etc.

ÉTUDE CLINIQUE

SUR

LA DILATATION UTÉRINE

INTRODUCTION

—

L'idée d'entreprendre *une étude clinique sur la dilatation utérine* comme objet de notre dissertation inaugurale nous à été suggérée par les intéressantes leçons de M. le docteur Chéron, médecin à Saint-Lazare.

Nous n'avons pas été longtemps à nous pénétrer de tout l'intérêt que cette étude peut offrir, et nous y avons été conduit en constatant nombre de fois combien la théorie professée par M. Chéron dans ses conférences à l'École pratique recevait pleine confirmation de la part des faits observés à sa Clinique libre et dans les hôpitaux.

Dès lors nous avons commencé une série de recherches afin de trouver les éléments de ce sujet que, dans la mesure de nos forces, nous nous proposons de développer dans le cours de ce travail.

Peut-être n'avons-nous pas fructueusement rempli notre tâche; aussi nous nous recommandons à l'indulgence de nos maîtres qui, nous osons l'espérer, ne nous fera pas défaut.

Nous avons étudié dans le premier chapitre les dimensions de la cavité utérine à l'état normal dans les différents âges de la vie.

Dans le second chapitre nous avons retracé aussi succinctement que possible l'histoire de l'hystérométrie.

Enfin les autres chapitres sont consacrés à l'étude de la dilatation dans les principales affections utérines où elle se montre.

Maintenant qu'il nous soit permis de témoigner à tous nos maitres de France et d'Haïti, toute notre reconnaissance pour les bons soins qu'ils ont donnés à notre instruction médicale tant par leurs sages conseils que par leurs savantes leçons.

Nous prions M. le docteur Chéron de recevoir nos remerciments et notre profonde gratitude pour tout ce que nous avons puissé d'utile dans son enseignement et pour la bienveillance qu'il nous a toujours témoignée.

Nous prions notre vénéré maitre, M. le professeur Hardy, d'agréer notre profonde reconnaissance pour tout le bien que nous avons tiré de son enseignement éminemment pratique et pour l'honneur qu'il nous fait d'accepter la présidence de notre thèse.

I

MENSURATION DE L'UTÉRUS A L'ÉTAT NORMAL AUX DIFFÉRENTS AGES DE LA FEMME

Avant d'aborder la question de la dilatation utérine sous l'influence pathologique, nous jugeons utile de faire une courte excursion dans le domaine de l'anatomie normale et de fixer les esprits sur l'évaluation aussi rigoureuse que possible de cet organe, afin de mieux faire ressortir les modifications de capacité que lui impriment les troubles morbides.

Pour remplir cette partie de notre tâche nous allons mettre largement à contribution la thèse de M. Guyon sur les cavités de l'utérus à l'état de vacuité. Nous ne saurions mieux faire que de reproduire la division si méthodique qu'il a suivie dans son travail et de considérer l'organe à ses diverses phases de développement. Ainsi, nous allons rappeler la mensuration du corps seulement : 1° Chez le fœtus à terme et dans la première enfance; 2° chez la femme vierge; 3° chez la femme non vierge mais nullipare; 4° chez la femme multipare, et 5° enfin chez la femme arrivée à la ménopause et dans la vieillesse.

Chez la petite fille à terme, les rapports des diamètres transverses paraissent être en quelque sorte renversés comparativement à ceux que fournit la mensuration pratiquée chez la femme adulte. C'est ainsi que l'on trouve les diamètres les plus larges à la partie inférieure de l'organe gestateur, tandis que les diamètres les plus étroits s'offrent au segment supérieur. Voici la moyenne des évaluations obtenues par le docteur Félix Guyon qu'il a consignées dans son intéressante thèse inaugurale, évaluations faites sur l'utérus étalé sans tiraillement aucun :

« Au méat, de 0,007 à 0,010 ;

Sur la ligne qui sépare les orifices des trompes de 0,005 à 0,007 ;

Si l'on mesure à 4 *millimètres* au-dessous de l'embouchure de ces conduits, de 0,004 à 0,007.

Et au niveau du point qui répond à l'espèce d'étranglement qui semble marquer à l'intérieur la délimitation des deux cavités, de 0,003 à 0,004, *diamètre* que l'on retrouve ensuite dans l'étendue de 3 à 4 *millimètres*, jusqu'à ce que l'on arrive à la dilatation de la cavité du col. »

Il résulte des recherches de M. Guyon, qu'il n'existe pas une différence bien sensible entre les chiffres que nous avons rapportés ci-dessus et ceux que lui a donnés la mensuration d'utérus de petites filles de 3 à 4 ans.

Chez ces dernières, la moyenne des *diamètres* est de 0,025. En outre il ressort des minutieuses recherches de l'éminent professeur de la Faculté que la prédominance de *diamètre* du segment inférieur sur le supérieur persiste encore à cet âge, ce qui cependant ne l'empêche pas de la considérer comme la caractéristique de ce qu'il appelle la *forme fœtale* de l'utérus.

Arrivée à la puberté, la femme passe à une phase de développement plus ou moins accusé. Des organes qui n'étaient jusque-là qu'à l'état rudimentaire participent peu à peu à ce mouvement général de la matière vers l'apogée de son accroissement. D'autres, comme l'utérus pour ne citer que celui-là, y arrivent fatalement, appelés à jouer tôt ou tard le rôle que leur a dévolu la nature. C'est ainsi que chez des femmes vierges, le *diamètre* vertical mesure de 47 à 55 *millimètres* en dehors de la période cataméniale, et que chez des femmes nullipares, mais ayant eu des rapports sexuels, il oscillait entre 48 et 60 *millimètres*. Ainsi chez celles-ci la moyenne est de 54 *millimètres*, tandis que chez les premières elle est de 50 *millimètres*.

L'expérience a prouvé que ces divers *diamètres* doivent être divisés en deux parties inégales, que leur plus grande étendue mesure le corps et leur plus petite le col chez les femmes qui ont usé du coït, tandis que le contraire est la règle chez les vierges, règle qui ne semble pas absolue, car M. F. Guyon lui-même a eu à enregistrer quelques expériences contradictoires.

Quant aux diamètres transverses, eux aussi, ils sont susceptibles de variation, selon qu'il s'agisse d'une vierge ou d'une femme qui a subi le rapprochement sexuel.

Chez la première, M. Guyon a trouvé 23, 24 *millimètres* et 20 *millimètres* seulement chez la seconde pour le *diamètre* transverse supérieur. Ici, le *diamètre* supérieur l'emporte notablement sur l'inférieur, contrairement à ce que nous avons dit de l'utérus à la *forme fœtale*, en nous inspisant des travaux de M. Guyon. Il ressort de ce qui précède et de ce qui va suivre, ainsi que des expériences très concluantes de M. Sappey, comme on le verra dans la suite, que le médecin légiste peut, dans la généralité des cas, reconnaitre si une femme a ou non enfanté.

La grossesse ayant imprimé à l'utérus une telle augmentation de capacité que, revenu à l'état de vacuité, cet organe ne saurait à coup sûr revenir complètement à son volume primitif.

En effet, quelque soit le retrait qu'il ait subi, il garde un volume un peu au-dessus de celui qu'il avait avant la parturition. En cela, il ne fait qu'obéir à la loi qui préside à son évolution, évolution qui débute avec la vie fœtale pour s'arrêter à la ménopause, époque à laquelle il entre dans une période de régression progressive. Toujours est-il que son corps augmente plus que son col.

Son *diamètre* vertical peut atteindre jusqu'à 72 *millimètres* et le transversal supérieur varie entre 30 et 33 *millimètres*. Au milieu de toutes ces augmentations d'étendue des *diamètres*, la cavité utérine a subi aussi une augmentations de capacité.

Il est établi par M. Félix Guyon qu'il varie entre 5 et 8 *centimètres* cubes. A cette période de la vie où la fonction cataméniale cesse de se manifester et à plus forte raison dans la plus extrême vieillesse, il se passe dans l'utérus de très-curieuses modifications. Les patientes perquisitions du professeur Guyon l'ont conduit à établir d'une façon péremptoire l'augmentation de volume du corps et concurremment l'atrophie du col. D'abord une ligne de démarcation bien tranchée entre ces deux parties, commence par s'établir par suite d'une oblitération complète de l'orifice interne du col; en même temps se montre l'atrésie de l'orifice externe; la cavité se remplit d'un bouchon gélatineux; et finalement il entre tout entier dans une période atrophique qui va toujours croissant jusqu'à la caducité la plus complète. Toutefois la diminution se porte surtout dans le sens de la longueur, et nous pouvons dire avec M. Guyon : « Chez la vieille femme, la cavité du corps l'emporte sur celle du col de 10 à 12 *millimètres*.

Nous voudrions ne pas nous attarder sur cette question préliminaire ; mais nous cédons à la nécessité d'avoir des données exactes sur la mensuration de cet organe à l'état normal, au moment d'étudier ses modifications de capacité sous l'influence pathologique.

C'est pourquoi nous reproduisons, pour en finir, les résultats auxquels est arrivé un savant qui fait autorité dans la matière, nous voulons parler du professeur Sappey. M. Sappey a expérimenté sur 24 femmes âgées de 16 à 50 ans ; dont huit vierges, huit non vierges mais nullipares et huit uni ou multipares.

Voici les moyennes qu'il a obtenues :

	vierges	nullipares	multipares.
« Longueur de l'utérus.	0,060	0,062	0,068
Largeur.................	0,038	0,040	0,042

II

DE L'HYSTÉROMÉTRIE

Devant dans la suite établir l'influence dilatatrice de bien des affections sur l'organe de la gestation, il est d'absolue nécessité que nous formulions dès l'abord des règles qui doivent diriger le praticien dans ses perquisitions d'une manière fructueuse pour lui et nullement nocive pour la patiente, en même temps que nous ferons faire connaissance avec différents hystéromètres. Nous dirons à quel moment cette méthode diagnostique a fait son entrée dans le monde médical.

Nous rappellerons les attaques qu'elles a eu à essuyer, et nous finirons par indiquer aussi rigoureusement que possible les règles en dehors desquelles son intervention intempestive et brutale est une puissante cause de danger.

En un mot, nous allons parler de l'Hystérométrie et de tout ce qui s'y rattache, à l'instar de M. Huguier, auquel nous empruntons la plupart des faits dont se compose cette partie de notre travail.

L'usage de la sonde utérine remonte à Hyppocrate. Entre les mains du grand maitre de l'école de Cos, elle a été une sorte de panacée dans les affections utérines, intervenant dans quelque cas qu'il s'agisse, déviations, productions pathologiques, rétrécissements du col, rétension de fœtus mort, mébrite, métro-péritonite, etc. Elle était préconisée par lui dans la stérilité lorsqu'une cause quelconque siégeant au col empêchait le zoosperme de marcher à la conquête de l'œuf, lorsqu'il fallait introduire une substance médicamenteuse dans la cavité utérine, et enfin lorsque les femmes étaient prédisposées à l'avortement, parce que alors l'utérus ne se développait pas conformément avec le fœtus. Toujours est-il que la sonde utérine intervenait indistinctement comme agent thérapeutique.

Actius, vers le milieu du cinquième siècle, en parle seulement encore comme moyen de traitement. Mais Celse, Galien et Cœlius Aurelianus n'en font pas même mention.

Un silence de plusieurs siècles se fit autour de la question. Et ce ne fut que vers la fin dix-septième siècle qu'elle occupa de nouveau l'attention des médecins.

Dès lors il n'en fut plus question comme moyen thérapeutique, et la sonde n'eut d'autre usage que de servir au diagnostic. Les premiers travaux qui parurent furent ceux de Th. Bonet et de Morgagni et, plus tard, ceux de Verduc. Toutefois ces travaux entâchés d'erreurs ne servirent pas fructueusement la cause du cathétérisme.

Quarante ans plus tard, Levret employa une sonde en baleine terminée en olive à l'une de ses extrémités. En 1798, Chambon utilisa la sonde pour le diagnostic de la chute et des polypes de l'utérus.

Dans ce siècle, Vigarous utilisa le cathétérisme avec hésitation dans le diagnostic des calculs utérins. Plus tard, Désormeaux, Dance, Chélius l'employèrent pour reconnaitre le prolapsus. Mais c'est à Samuel Lair qu'il revient l'honneur d'avoir, en quelque sorte, inventé le cathétérisme. Il y est parvenu, grâce à ses recherches anatomo-pathologiques et à l'insuffisance du toucher et du spéculum. Son invention était presque tombée dans l'oubli, lorsque quinze ans plus tard Huguier reprit cette étude avec une honorable persévérance et arriva sur-le-champ à des déductions extrêmement pratiques. Il fit alors construire une sonde particulière, à laquelle il donna le nom d'hystéromètre; et ainsi fut instituée l'hystérométrie. Peu après on s'empara à l'étranger de son invention, et Simpson, Kiwisch, Thomas Safford Lee, Bennet, Scanzoni, en firent d'utiles applications. En même temps d'autres savants français, tels que Jarjavay, Cusco, Valleix, Aran, Becquerel et Nonat, entreprirent sur ce nouvel instrument des travaux qui contribuèrent à lui assurer une place dans l'arsenal chirurgical.

Voici, d'après Huguier, comment on doit pratiquer le cathétérisme :

« La malade étant placée commodément et solidement sur le bord de son lit, comme pour l'application du spéculum, l'hystéromètre étant légèrement chauffé et graissé, on pratique d'abord le toucher hypogastrique pour reconnaitre si les régions intra-pelviennes, péri-utérine, et ilio-lombaire sont le siége de douleurs plus ou moins vives ou de tumeurs.

« Cet examen ayant déjà fourni quelques indications sur l'état de l'utérus et des parties qui l'entourent, par conséquent sur la manœuvre à suivre, on pratique avec le doigt indicateur de la main gauche le toucher vaginal, pour reconnaitre la sensibilité de l'utérus et des parties voisines ; on s'assure aussi exactement que possible de la situation, de la direction, du volume et de la plus ou moins grande mobilité de l'organe ; ensuite le doigt se porte spécialement sur le museau de tanche, le ramène dans l'axe du vagin, s'il n'y est pas, puis cherche l'orifice utéro-vaginal, s'y introduit légèrement si les dimensions de cette ouverture le permettent ; sinon le chirurgien cherche à introduire dans la fente du col l'extrémité du doigt et la place dans la commissure droite, l'ongle dirigé obliquement en haut et à droite, contre le bord antérieur de l'orifice. Quelquefois l'ouverture, surtout chez les nullipares, est trop étroite pour que l'extrémité de l'index puisse s'y engager ; on la place alors en haut et à droite de cet orifice. Dans d'autres circonstances, la lèvre postérieure est peu développée, et la surface du museau de tanche, taillée en bec de flûte, est obliquement dirigée de bas en haut et d'avant en arrière ; le doigt sera alors placé sur la lèvre postérieure, immédiatement au-dessous de l'ouverture de l'utérus.

« L'extrémité de l'index étant ainsi placée suivant l'étendue et la conformation de l'ouverture vaginale du col, la main droite armée de la soude, dont la concavité est dirigée en avant vers le pubis, introduit l'instrument dans le vagin le long de la face palmaire du doigt, qui lui sert directement de conducteur jusque dans l'intérieur de l'ouverture; quelquefois on n'y arrive qu'après quelques tâtonnements. Lorsque l'on sait ou que l'on pense que l'extrémité de la sonde est engagée, ce que l'on reconnaît en général facilement avec un peu d'habitude, on lui fait éprouver un léger mouvement de bascule en portant le manche en bas et en arrière vers le périnée, en même temps qu'on le pousse doucement suivant l'axe de la matrice, c'est-à-dire en haut et en avant. Ordinairement chez les femmes qui ont eu de fréquents rapports sexuels, chez celles qui ont eu des enfants, on sent l'instrument pénétrer sans obstacle jusqu'au au fond de l'utérus. On est averti de ce fait par la longueur de la tige qui a pénétré et qui doit être de 6 à 7 centimètres au milieu comme sur les angles de l'organe, par une résistance élastique et par la sensation particulière, désagréable, pénible ou même douloureuse, qu'éprouve la malade. Lorsque le cathétérisme est pratiqué avec ménagement et par une main exercée, généralement la douleur n'existe pas ou est très-légère si l'utérus est sain. »

L'appareil instrumental peut à la rigueur comprendre « toute tige non fragile, légèrement recourbée à son extrémité, flexible, bien polie, ayant 2 ou 3 *millimètres* d'épaisseur sur une longueur de 15 à 16 *centimètres* et terminée par un léger renflement olivaire, » par exemple un stylet ou une simple bougie en gomme élastique. Mais cette opération, pour être pratiquée méthodiquement, exige le concours d'un instrument spécial, c'est l'hystéromètre de M. Huguier.

Cet instrument est en métal; il est formé d'argent allié à une suffisante proportion de cuivre qui lui donne une flexibilité telle qu'il puisse se façonner à toutes les exigences de la pratique. Il mesure 15 à 16 *centimètres* de longueur, 3 *millimètres* de largeur et 2 *millimètres* d'épaisseur. Il présente une courbure telle qu'il est concave en avant et convexe en arrière. Sa concavité est plate et porte une échelle dont chaque graduation mesure un *centimètre* et qui s'étend de 4 *centimètres* de l'extrémité terminale à l'origine du manche. Sa convexité est arrondie, unie et parfaitement lisse. Une des extrémtés s'articule à un manche, tandis que l'autre, l'utérine, reste libre et se termine par un renflement olivaire ne dépassant pas 3 *millimètres*. Enfin sa courbure doit être en harmonie avec la courbure normale de l'utérus, par conséquent elle doit avoir un rayon de 12 à 14 *millimètres*.

Citons pour mémoire l'hystéromètre de Simpson qui, à cause de quelques défauts de construction, n'est pas apte à rendre les mêmes services. Il présente une trop grande courbure, courbure qui justifie son emploi dans les déviations; il porte sur sa convexité deux crêtes qui exposent à susciter des douleurs, des déchirures et la phlogose; enfin, son jeu n'est pas assez libre dans la cavité utérine, à cause de l'exagération de sa courbure.

Valleix donna d'abord de la mobilité au curseur de la sonde de Huguier qui dans le principe portait une tige dont l'extremité sortait du manche et qui indiquait le nombre de *centimètres* dont penètre l'instrument. Puis il le suprima et lui substitua une encoche à la distance de 6 *centimètres* et quart qui est la moyenne de la longueur de l'utérus normal. Marion Sims a fait construire des sondes flexibles en argent auxquelles il donne la courbure voulue.

Enfin dans ces derniers temps M. le docteur Cambanis, de la faculté d'Athènes, a fait construire, chez M. Collin, un hystéromètre qui donne la mesure exacte, rigoureuse, de la cavité utérine dans ses différents, diamètres. L'instrument se compose d'une tige creuse, à ciel ouvert dans sa partie antérieure; cette disposition n'a d'autre but que de permettre d'y apporter des soins de propreté. Cette tige est graduée à sa partie antérieure comme l'hystéromètre de Huguier et porte comme lui un curseur qui sert à mesurer le diamètre antéro-postérieur de l'utérus. En outre, elle porte un cadran gradué sur lequel se meut une aiguille. Cette tige, qui ne dépasse pas la longueur d'une sonde utérine ordinaire, se termine par deux valves articulées, légèrement courbes; celle-ci, d'une mobilité très-grande, s'écarte par un artifice très-ingénieux autant que le permet l'étendue de la cavité. Les valves ont deux centimètres de longueur et portent chacune une petite fenêtre.

La tige creuse sert de gaine à une autre, très-mobile, qui glisse à frottement doux. Cette dernière, plus longue, passe dans toute la longueur de l'instrument. Son extrémité utérine se termine par un bouton qui, lorque l'hystéromètre est fermé, dépasse les deux valves d'environ deux millimètres. Ce renflement terminal, en dépassant les valves, les empêche de butter contre le fond de l'utérus et met le praticien en garde contre un danger, la perforation, avec tout le cortége morbide qui l'accompagne quelquefois. A cette extrémité sont annexées deux petites pièces métalliques entrecroisées qui ont pour mission, une fois mises à l'œuvre, de procéder à l'écartement des valves. L'autre extrémité de la tige pleine porte un anneau dans lequel s'engage l'index de la main droite; cet anneau, de concert avec deux points d'appui, facilite le maniement de l'instrument en permettant de l'assujettir.

Pour employer cet instrument on place la femme comme il a été déjà dit. On applique ensuite le speculum, afin de mettre à découvert le col qui alors vient pour ainsi dire se prêter à l'opération. L'instrument étant introduit dans la cavité utérine exactement comme celui de Huguier, on tire sur la tige pleine. A ce moment les deux valves s'éloignent l'une de l'autre en même temps que l'aiguille se met à parcourir le cadran. En décrivant sur le cadran un arc de cercle égal à celui qui résulte de l'écartement des valves dans l'intérieur de l'organe, cette aiguille trace en quelque sorte sous les yeux de l'opérateur le degré de l'écartement des valves et par conséquent la dimension de la cavité utérine.

Grâce aux patientes recherches de M. Huguier, le cathétérisme utérin, entre une main quelque peu exercée, devient une opération aussi facile qu'une autre. Cependant des circonstances spéciales, en nombre heureusement assez limité, apportent de sérieux obstacles à l'introduction de tout instrument. En effet, il n'est pas extrêmement rare de rencontrer des cols dont l'orifice interne est le siége de certains spasmes aux époques les plus éloignées de la menstruation et qui à l'approche de celle-ci se dilatent au point que l'entrée d'une sonde n'offre aucune difficulté. Dans les flexions de l'organe il arrive naturellement que l'on va butter à un moment donné contre la paroi utérine; et, si alors on emploie de la résistance, on ne peut aboutir qu'à un funeste résultat, la perforation. En pareil cas on fait éprouver à l'instrument un mouvement de rotation, non pas à son extrémité utérine, ce qui blesserait la muqueuse, mais à son extrémité contiguë au manche, ce qui revient à faire décrire à la main un arc de cercle. Un autre obstacle siégeant au col est l'emboitement des arbres de vie qui ont été si bien étudiés par M. Guyon. En dehors de cet obstacle d'ordre anatomique, il en existe d'autres résultant de la présence de polypes, plus ou moins pédiculés, plus ou moins développés et siégeant au niveau de l'isthme. Ici il se fait une obstruction plus ou moins grande dont-il faut au préalable triompher par la dilatation.

Il est un certain nombre de cas bien définis où, de l'avis de tous les auteurs, l'hystérométrie est formellement contrindiquée. Ces cas sont : la congestion menstruelle, la grossesse, les phlegmasies péri-utérines, la métrite parenchymateuse aiguë et surtout chronique. En effet, que se passe-t-il dans la menstruation? Il se fait du côté de l'utérus un afflux sanguin considérable; de là une congestion avec ses symptômes habituels tels que chaleur, rougeur, tuméfaction; puis tout rentre dans l'état normal. Mais qu'une cause morbifique quelconque intervienne, alors l'organe ne revient plus à son intégrité anatomique, et la métrite est engendrée. Maintenant s'agit-il d'une métrite aiguë? Sous l'influence de la même cause, elle passe fatalement à la forme chronique. Il n'est certainement pas de cause d'excitation plus puissante que l'hystéromètre.

Le danger est autrement sérieux dans la métrite chronique. Dans cette forme inflammatoire le parenchyme utérin est ramolli. Il s'ensuit qu'il oppose moins de résistance aux agents vulnérants et cède facilement à leur action ; de là des perforations dont les conséquences sont un peu plus graves. On cite des cas où l'hystéromètre est passible de ce reproche; mais, s'il faut en croire Huguier, la mort n'a jamais été la terminaison des accidents qu'on a eu à combattre. On doit s'obstenir de pratiquer l'hystérométrie lorsque les tissus péri-utérins sont atteints de phlegmasie, car celle-ci qui ne demande qu'à s'étendre, envahit rapidement la séreuse péritonéale et fait tôt ou tard succomber la patiente à une péritonite généralisée.

Mais s'il est une circonstance toute spéciale où l'utérus se révolte contre l'excitation que lui communique la sonde, c'est la grossesse. Généralement le produit de la conception est chassé au dehors par les contractions utérines. Cependant cette conséquence de l'hystérométrie n'arrive heureusement pas d'une manière fatale, et il y a dans la science des faits bien avérés où les choses n'ont pas eu une issue funeste. Ainsi Cazeaux, vaincu par la supercherie, fait le cathétérisme, et pourtant la grossesse touche à son terme; Tardieu dans un cas d'étroitesse absolue du bassin s'adresse au même moyen sans résultat; il est aussi arrivé à M. Depaul de pratiquer l'hystérométrie dans ces conditions sans détacher le fœtus. Cependant, que le jeune praticien se mette sur ses gardes et attende dans les cas de doute une nouvelle époque menstruelle qu'il constatera *de visu*.

Enfin on ne pratiquera pas le cathétérisme dans les cas d'hémorrhagie sous peine de voir le flux prendre des proportions alarmantes.

La question d'hémorrhagie nous conduit naturellement à parler des objections qui ont été faites à l'hystérométrie. Dans cette œuvre de récrimination aussi injuste que passionnée, on l'a accusée d'avoir causé bien des désordres; mais ce ne sont que des accidents légers. En première ligne figure l'*hémorrhagie*. Or, l'hémorrhagie est toujours légère; la femme perd à peine une à deux cuillerées de sang. Si l'opération est bien faite, et surtout sans effort, la petite perte au lieu d'être un accident, même insignifiant, devient au contraire un moyen de diagnostic, car elle indique une ulcération, un ramollissement, une fongosité, un cancer ramolli et ulcéré. Souvent la femme sent *de la douleur* si elle est très-irritable. Quelquefois la douleur n'est qu'apparente, témoin des femmes pusillanimes qui, après avoir crié, vous disent confidentiellement que la crainte de souffrir les avait fait accuser des souffrances qu'elles n'avaient nullement ressenties. Quelquefois *des accidents nerveux* surgissent qui sont d'une bénignité exceptionnelle et d'une durée extrêmement courte.

Ils consistent en spasmes, accès d'hystérie, nausées, vomissements. De tous ces troubles nerveux, un seul mérite d'attirer l'attention, c'est l'hystérie.

Lorsqu'elle éclate dans ces circonstances, elle acquiert une grande valeur diagnostique, en ce sens qu'elle révèle l'existance certaine d'une affection utérine quelconque.

On a prétendu que cette petite opération déterminait la *fièvre intermittente*. La vérité est qu'elle laisse après elle de la courbature et de légers frissons. Est-elle pratiquée trop peu de temps avant les règles, par exemple trois jours avant le flux cataménial, elle les sollicite à faire plus tôt leur apparition en même temps qu'elle les rend plus abondantes.

On a vu par exception une métrite légère se montrer après le cathétérisme, de même que la métro-péritonite. La métrite a toujours été un accident sans gravité, tel n'est pas le cas de la métro-péritonite qui a été quelquefois jusqu'à entrainer la mort; mais alors le plus généralement, sinon toujours, la nécropsie, en mettant sous les yeux le vrai corps du délit, a victorieusement démontré l'innocence de l'hystéromètre.

Qu'on nous permette de rappeler en passant, à l'appui de notre thèse, les deux cas de Messieurs Broca et Guéneau de Mussy où la mort ne peut être mise sur le compte du cathétérisme et celui de M. Gallard où, après des perplexités sans nombre, le savant gynécologiste de la Pitié a pu découvrir, le scalpel à la main, une néphrite calculeuse qui, en se déversant dans le péritoine y avait allumé une phlegmasie intense et rapidement mortelle.

Il va sans dire qu'une opération qui expose à des dangers, si légers qu'ils puissent être, ne doit pas être pratiquée sans quelques précautions. Une première condition de succès est dans l'observance rigoureuse des règles qui ont été posées par l'inventeur de l'hystérométrie. L'instrument, présenté au museau de tanche, le manche en l'air, subit un mouvement de bascule qui ramène le manche en bas et en arrière, entre les cuisses de la femme, tandis que l'extrémité utérine monte dans le sens de l'axe du détroit supérieur. Il ne doit y séjourner que de quelques secondes à une ou deux minutes. Il doit être chauffé et graissé au préalable.

De son côté la femme garde le repos le plus absolu, le lit même quelquefois durant quelques heures; ainsi elle ne doit pas rester debout, surtout pas de course à pied, en voiture mal suspendue, par un mauvais chemin. En cas de douleur et d'agacement du système nerveux, il sera prescrit un bain et des antispasmodiques.

Enfin cette opération doit être faite huit jours avant ou huit jours après les menstrues.

III.

DE LA DILATATION DANS LA CONGESTION.

La congestion est une des affections utérines où une augmentation de capacité coïncide avec une augmentation de volume. En thèse générale, on peut dire, sans crainte de se tromper, que toutes les fois que l'utérus s'accroit, sa capacité s'accroit aussi dans une certaine proportion, proportion variable suivant les cas, mais toujours constante. C'est en nous appuyant sur l'autorité de M. Courty que nous osons formuler cette loi qui se retrouvera dans toute son évidence partout dans le cours de cette étude. Elle ne cesse pas d'être vraie même dans les cas où, restant dans les limites de la physiologie normale, cet organe éprouve des modifications intéressantes qui n'ont du reste aucun rapport avec la pathologie.

Cette loi reçoit toute sa confirmation dans la grossesse. En effet dans cette condition entièrement physiologique, au moins dans les cas normaux, l'utérus est chargé de nourrir le produit de la conception. A cet effet il se fait vers son tissu un appel considérable de liquide nourricier que charrient des vaisseaux dont le calibre a de beaucoup augmenté de volume. Au fur et à mesure que le fœtus grandit, la capacité de l'organe s'étend dans une proportion déterminée, faute de quoi il ne saurait se développer. Que l'augmentation totale de l'organe se fasse grâce à une hypertrophie ou à une hypergénèse, il ne reste pas moins vrai qu'elle s'accomplit en entraînant l'extension de la cavité utérine.

Une autre condition dans laquelle survient une augmentation de volume et de capacité de ce viscère, condition existant en dehors de toute participation pathologique, c'est certainement la menstrnation. Sous l'influence de cette fonction les vaisseaux se dilatent, le sang y afflue en masse. L'augmentation de la pression sanguine fait éclater les plus petits canaux sanguins qui fournissent l'écoulement cataménial. Encore ici les gynécologistes sont d'accord pour reconnaître que, malgré le boursouflement de la muqueuse, la cavité s'agrandit sensiblement.

Que se passe-t-il dans ces deux cas? un appel plus considérable de sang que celui qui est strictement nécessaire à l'entretien de l'utérus, en un mot il se fait une congestion. Reste à savoir si cette congestion ne survient pas en toute autre circonstance ; il n'existe pas de doute à cet égard. Comment s'accomplit-elle ? Nous allons laisser la parole à M. le docteur Chéron qui a fait sur le sujet une très-intéressante leçon :

« Une étude sérieuse de la pathogénie de la congestion nous prouvera que nombre d'excitations périphériques, transmises à la moelle lombaire, paralysent les centres d'innervation vaso-motrice de celle-ci, de même que les centres ganglionnaires de la chaîne du sympathique de la même région, et que ce fait est susceptible d'une interprétation en parfait rapport avec les lois de la physiologie expérimentale.

« Les irritations périphériques qui sont transmises aux centres ganglionnaires frappant ceux-ci d'arrêt fonctionnel, de sorte que les excès de coït, la grossesse, la fausse couche, l'accouchement, le retour périodique des règles avec l'utérus incomplètement revenu à son volume normal, l'impression du froid sous toutes les formes et sur toutes les parties du corps, au moment des règles, et même en dehors de celles-ci les chutes, les coups, les commotions physiques ou morales, sont susceptibles de frapper d'inertie fonctionnelle les centres d'innervation vaso-motrice.

« La dilatation permanente des vaisseaux de la région étant établie de ce fait, il s'ensuit que l'appareil utéro-ovarien se trouve atteint de congestion et apte, par cela-même, à subir une altération trophique d'autant plus profonde que l'organisme sera lui-même plus profondément modifié par une maladie constitutionnelle, par une diathèse. »

La congestion établie, l'afflux du sang détermine une température plus élevée que constate un thermomètre a *maxima* construit spécialement à cet usage.

Que va-t-il se passer sous l'empire de cette congestion ? Naîtra-t-il une affection quelconque ? « Non, répond M. Chéron. Les seules affections qui s'observent alors, en dehors d'une maladie constitutionnelle ou d'une diathèse, sont l'aménorrhée, la dysménorrhée, les hémorrhagies et les engorgements avec les caractères anatomiques qui lui ont été assignés par M. Robin. »

Tel n'est pas le cas de la congestion entée sur un organisme en puissance de diathèse ou couvant une affection constitutionnelle ; alors il surviendra des désordres autrement importants que nous avons étudiés ailleurs.

D'après ce qui précède, la capacité utérine s'agrandit bien moins il est vrai que dans les autres affections qui sont considérées plus loin, mais assez cependant pour avoir appelé notre attention. L'hystérométrie l'a du reste suffisamment prouvé. L'hystéromètre de M. Huguier, au lieu d'être limité dans ses mouvements est bien au contraire doué d'une liberté d'action telle, qu'il exécute les évolutions les plus variées et les plus étendues. Non seulement il accomplit de plus grands mouvements de rotation, mais il s'enfonce plus profondément dans le sens du diamètre antéro-postérieur qui peut atteindre jusqu'à 7 *centimètres* et demi et parfois davantage.

Ce signe objectif sur lequel nous nous appesantissons a d'autant plus de valeur qu'il se constate chez toutes les femmes d'une manière constante et notable, que ces femmes soient nullipares ou multipares; c'est ce que démontrent péremptoirement les observations qui suivent.

Observation I. — Mme V. est âgée de 38 ans; elle a accouché d'un enfant mort-né il y a trois ans et demi. Il y a de cela deux mois une fausse couche de trois mois. Elle a toujours été réglée avec huit jours d'avance; depuis la fausse couche avec trois jours seulement.

Depuis, elle se plaint de maux de reins s'irradiant vers l'aine gauche. La marche est assez facile, mais elle ne peut se tenir en place.

A l'époque des règles elle perd en blanc. Depuis longtemps elle est sous le coup d'une constipation opiniâtre. Après les repas le sang lui monte au visage, elle a des envies de dormir; mais pas de gonflement de l'estomac.

Au speculum on trouve un col congestionné et maintenu à gauche par une bride vaginale, qui s'insère sur tout le même côté du col. Au toucher pratiqué debout il n'y a rien d'anormal. Mais l'hystéromètre s'enfonce à 7 *centimètres*.

Le traitement a consisté en friction avec le baume de Fioraventi et de l'eau de Cologne, en bromure de potassium et en injection d'eau de goudron.

Ce traitement institué le 7 septembre a produit une grande amélioration le 16 octobre. Il y est ajouté la liqueur de Fowler, une goutte avant chaque repas.

Le 8 novembre, l'état général est assez bon, mais la constipation continue: on ordonne une tisane de salspareille à prendre par verre au moment du réveil, pansement glycériné.

Le 15 novembre, l'état s'améliore toujours. L'introduction du speculum est encore douloureuse. Même traitement.

Le 6 décembre, l'amélioration est en bonne voie; l'introduction du speculum moins douloureuse; la constipation cède. La malade est anémiée: des pilules d'arséniate de fer de 1 milligramme sont prescrites à la dose de 1 à 3 par jour. Pansement glycériné.

Le 11, il y a encore constipation; les pilules sont diminuées, L'état de l'utérus est assez satisfaisant.

Les jours suivants même état, même traitement.

Le 6 janvier 1879 il survient de la dyspepsie et d'abondantes pertes blanches. Pansement glycériné et acide picrique, 0,03 centigr.

Le 15, moins de congestion, mais sensation de brûlure dans l'aine contre laquelle est prescrit un vésicatoire.

Le 24, la malade a le sommeil agité, des douleurs de tête. Le bromure est repris.

Le 28 février, sensation de brûlure dans l'aine droite, douleu pendant le coït.

Le 5 mars, irrigations continues; et l'amélioration continue de plus en plus.

Observation II. — Mme B. habite Paris depuis 16 ans; elle est âgée de 40 ans et est mère de trois enfants bien portants. Elle est réglée tous les 25 jours La constipation chez elle est habituelle. Au moment des règles elle éprouve des douleurs surtout dans les reins. Douée d'un tempérament nerveux elle n'a jamais eu de crise.

Elle a des pertes blanches, pas de battements de cœur, jamais de rhume, habituellement bon sommeil. La digestion est facile, mais rougeur au visage après les repas. Elle se plaint de vertige, de flatulence et de gonflement d'estomac.

Au toucher le col est peu douloureux et un peu gros Le speculum montre de la congestion siegeant au col, lequel prend une forme arrondie. La sonde accuse 7 *centimètres* Traitement : deux bains sulfureux par semaine, pilules de podophyllin, baume de Fioraventi·

Le 25 mars 1878, le col est moins congestionné, Il est constaté du souffle se propageant jusqu'aux vaisseaux du cou : pansement glycériné.

Le 8 avril, le col, moins congestionné, est toujours gros.

Le 3 mai, la constipation a presque disparu ; il y a quelques douleurs du côté de l'utérus. Analyse du sang, 3,968,000 globules par *millimètre* cube.

Le 8 mai, le col est en bonne voie de décongestion. Les rapports sexuels sont douloureux. Pansement glycériné ; injection d'eau de goudron.

Le 17, le mieux continue du côté du col, mais l'appétit est mauvais; sensation de chaleur au visage ; maux de tête ; pas de gonflement de l'estomac. Il est prescrit de l'acide picrique à la dose de 0,02 centigr. par litre et pansement glycériné.

Le 24 Mai, la congestion est de beaucoup diminuée; elle tend à disparaître. Même traitement.

Les jours suivants, le mieux continue; le col est moins gros, peu congestionné, et l'état général très-bon.

Le 29 septembre, la malade se porte mieux sous le rapport des douleurs, de l'appétit et de l'état général, seulement encore un peu de pertes blanches. Pansement glycériné.

Observation IIIᵉ. — Mᵐᵉ T... est âgée de 28 ans. Elle n'a jamais eu d'enfant ni de fausse couche. Depuis trois ans ses règles se montrent tous les 15 jours, antérieurement tous les 30 jours. Elles sont peu abondantes. La malade souffre toujours de l'estomac; elle est dyspeptique. Elle est toujours constipée. Après le repas des rougeurs lui montent au visage. Pas de somnolence, mais de l'insomnie la nuit. Elle souffre de névralgie lombo-abdominale. Le moindre mouvement la nuit provoque des douleurs de reins. La station debout est plus pénible que la marche Elle perd en blanc et présente des troubles cardio pulmonaires.

Au toucher le col est très-mou et à trois travers de doigt de la vulve. Au speculum le col est violacé. Au cathétérisme le diamètre antéro-postérieur mesure 7 *centim* 1|2. Traitement: frictions irritantes; bromure de potassium aconit, injection d'eau chaude.

Le 27 décembre, la muqueuse du canal cervical commence à se renverser; l'ulcération commence.

Le 10 janvier 1879, même état. Pansement glycériné. Le 15, la malade se plaint de douleurs de rein. Il y a des points apophysaires douloureux. Même pansement.

Le 20, la congestion est moins intense; il y a moins de douleurs de rein. Le même état persiste jusqu'au 14 février. Alors la malade se plaint de crampes d'estomac et de constipation. A ce moment il est constaté un corps fibreux du col. Même traitement, plus rhubarbe, sirop de morphine, d'éther et de térébenthine, bromure potassique.

Le 7 mars, elle éprouve des douleurs de ventre; les règles sont moins abondantes. Les jours suivants le mieux s'accentue de plus en plus.

IV.

DE LA DILATATION DANS L'ENGORGEMENT CHRONIQUE.

La question de l'engorgement chronique est pleine de controverses. En présence des opinions si contradictoires qui ont cours sur la matière, opinions qui ont été quelquefois jusqu'à la négation, nous ne saurions ne pas entrer dans quelques détails sur cette question de pathologie et faire savoir ce que l'examen des malades a appris. L'engagement, « c'est, disent Littré et Robin, une augmentation de volume et souvent de consistance, caractérisée par l'interposition aux éléments anatomiques d'une matière amorphe, demi-solide ou liquide, incolore ou blanchâtre, ce qui est dû à ce qu'elle tient alors en suspension des granulations moléculaires généralement graisseuses. » Quoi de plus logique que d'admettre, en faveur d'une similitude absolue entre l'utérus et les autres viscères, l'existence d'un trouble pathologique dont aucun d'eux n'est exempt à cause des vaisseaux lymphatiques et sanguins dont ils sont plus ou moins richement pourvus.

Pour Lisfranc l'engorgement ne diffère nullement de la congestion, de la métrite et même des inflammations péri-utérines. Gendrin n'y voit qu'une inflammation quelconque. Velpeau, suivant une voie contraire, l'exclut du cadre nosologique et n'y voit tout au plus qu'une inflexion. Scanzoni le croit une métrite parenchymateuse. M. Chenet, dans sa thèse inaugurale, professe l'opinion que c'est une métrite parenchymateuse à la suite d'arrêt d'involution. Ainsi tous ces auteurs, à part Velpeau, ne considèrent l'engorgement que comme une inflammation. Enfin Nonat prétend que ces deux mots sont synonymes. Puis viennent d'autres auteurs qui rattachent l'engorgement à la métrite parenchymateuse à titre de complication. Ainsi pour Aran c'est l'augmentation de volume comme altération constante de la métrite parenchymateuse. M. Hardy et Béhier prétendent que c'est une métrite parenchymateuse, mais métrite caractérisée par un épanchement de matière plastique entre les fibres musculaires de l'organe.

Mais il faut arriver à M. Courty pour avoir sur cette affection des données aussi exactes que savantes. Le premier, il a jeté un trait de lumière sur une question si obscure et a justement élevé cette affection au rang d'une entité morbide où M. Chéron la maintient à l'aide de son ingénieuse théorie.

Voici à quel résultat M. Courty est arrivé : étant donné un utérus ni mou ni dur, s'élevant au-dessus du pubis, au col gros offrant des lèvres très-développées, mais sans changement de couleur, avec dilatation de la cavité, il y a tout lieu de supposer qu'il s'agit d'un simple engorgement. L'absence de douleur est le principal élément de diagnostic entre l'engorgement et la métrite ; puis viennent la fièvre et la métrorrhagie qui très-constantes dans la métrite sont presque accidentelles dans l'engorgement où elles ne se présentent jamais avec la même intensité ; enfin les ulcérations ne se montrent jamais dans un utérus uniquement engorgé. L'absence de coloration rouge-brun ou violacée, de chaleur et de varicosité le distingue de la congestion. Enfin il n'a pas l'induration de l'hypertrophie. Citons encore un symptôme qui favorise le diagnostic, c'est le prurit vulvaire qui est propre à l'engorgement, et un autre non moins important, c'est le peu d'incommodité causée par le ténesme rectal et vésical. J'ai bien peur que tout cela ne soit pas d'une exactitude irréprochable.

Les causes qui président au développement de la maladie sont nombreuses. En général toutes circonstances qui engendrent l'hypertrophie de l'organe utérin et exagèrent sa nutrition en dilatant ses vaisseaux sanguins seulement ou concurremment avec ses canaux lymphatiques peuvent exercer une influence perturbatrice dont le résultat est la transsudation au travers des parois des vaisseaux sanguins et lymphatiques d'une matière plastique déterminant une sorte d'œdème.

Les accouchements et les avortements répétés figurent en première ligne. A la suite de ces états le moindre excès de coït, les excitations libidineuses entraînent l'engorgement à défaut de la métrite parenchymateuse, de même que la reprise prématurée des travaux domestiques. Les menstrues en appelant vers l'utérus une forte congestion interviennent pour une large part dans le développement de la maladie.

Mais ces causes, quelque puissantes qu'elles puissent être, ne suffisent pas à elles seules pour provoquer l'engorgement. Il faut encore qu'elles soient puissamment secondées par les conditions assez défavorables de l'organe qui se retrouvent dans sa circulation de retour, telles que la déclivité de l'utérus sur lequel pèsent les viscères abdominaux, l'absence de valvules des veines, le défaut de fibres musculaires dans leurs parois, le manque de contractions pour déverser le sang dans le torrent circulatoire et enfin, d'après M. Lucas-Championnière l'arrêt et le retard de la circulation lymphatique.

Ces causes interviennent dans d'autres circonstances pour aboutir à tout autre résultat. Comme nous l'avons démontré ailleurs elles provoquent tout aussi bien la métrite parenchymateuse chronique. D'où vient cette différence d'action? C'est qu'elles surprennent des organismes très-différents; c'est que dans un organisme indemne de diathèse elles se borneront à produire un engorgement et que dans le cas contraire, influencées par le mauvais état de la constitution, elles engendreront la métrite parenchymateuse.

Grâce aux idées nouvelles qui de jour en jour tendent à détrôner l'anatomo-pathologie, la pathogénie de cette affection est devenue une question des plus attrayantes. M. le docteur Chéron, qui en a fait l'objet d'une de ses intéressantes leçons, professe cette opinion, surabondamment prouvée par les faits, que « toute excitation périphérique qui atteint la région lombaire de la moelle dans ses centres vaso-moteurs, que cette excitation ait ou non pour point de départ l'appareil utéro-ovarien, amène une congestion permanente de cet organe, les parois des vaisseaux étant atteintes de paralysie et se laissant distendre par l'ondée sanguine. »

Sous l'empire de cette excitation périphérique qui peut partir d'un point quelconque de l'économie, à plus forte raison du col, la moelle lombaire ou les ganglions du sympathique entrent en souffrance, témoin la névralgie lombo-abdominale qui accompagne si souvent les troubles de l'appareil utéro-ovarien; en même temps les centres d'innervation vaso-motrice sont frappés d'inertie fonctionnelle et l'appareil utéro-ovairien de congestion.

Il reste à savoir qu'elle va être la destinée de cette congestion. Va-t-elle agir comme épine inflammatoire et donner naissance à la métrite parenchymateuse? ou bien, les vaisseaux perdant de leur tonicité et la pression sanguine augmentant l'intensité, va-t-elle laisser transsuder de la matière plastique et déterminer de l'engorgement ?

Il ressort de la théorie du docteur Chéron, étayée de l'autorité des faits, qu'il en résultera de la métrite, si l'économie est aux prises avec une diathèse quelconque, rhumatismale ou herpétique, et que dans le cas, au contraire, où celle-ci est vierge d'affections constitutionnelles et encore moins entâchée de diathèse, la patiente en sera quitte pour un engorgement, engorgement que jugulera une médication locale tendant à faire justice de l'état de souffrance de la moelle, et contre lequel M. Courty eut employé la médication résolutive qui lui sert quelquefois de pierre de touche dans le diagnostic de cette affection.

Dans l'engorgement l'utérus est augmenté de volume. Incapable de supporter son poids, il se renverse en avant, en arrière ou latéralement. Cette déviation entraine infailliblement des accidents du côté des organes pelviens, tels que le ténesme vésical, la constipation. A la palpation on le constate à 6 ou 8 centimètres quelquefois au-dessus du pubis, mais le plus souvent 3 centimètres seulement. Le cathétérisme, de son côté, fournit plusieurs indications. D'abord il indique le sens du diamètre antéro-postérieur qui correspond à l'axe utérin si susceptible lui-même de changer de position à cause des déviations dont l'organe est fréquemment l'objet. Ensuite il renseigne sur l'état de la muqueuse, qui a de la tendance à devenir fongueuse, et sur celui des vaisseaux qui passent tôt ou tard à une phase de fragilité telle, que leurs parois éclatent sous la plus légère pression de la sonde, et alors celle-ci revient teinte de sang.

Enfin il dévoile l'augmentation de la cavité utérine. Le

diamètre antéro-postérieur, qu'il nous a été donné de mesurer seulement jusqu'ici, a atteint 8 ou 9 *centimètres*; mais jamais nous n'avons trouvé le chiffre énorme de 10 et de 12 *centimètres* que rapporte M. Chenet, évaluation inexacte qui s'explique par la confusion qui existe dans son esprit entre l'engorgement et la métrite parenchymateuse par arrêt d'involution.

Nous ne croyons pas que l'hypertrophie excentrique issue de l'engorgement puisse égaler celle qui résulte de la métrite parenchymateuse par arrêt d'involution, bien que les deux affections partent de la même source; c'est que dans l'un des cas et non dans l'autre à l'arrêt d'involution s'est jointe l'inflammatien qui suffit déjà, à elle.seule, pour arriver aux mêmes fins.

Observation IV. — — Mme B..., âgée de 48 ans, a eu quatre enfants, le dernier il y a 18 ans, puis après une fausse couche, en tout quatre fausses couches. Les couches ont toujours été faciles.

Depuis très-longtemps, elle souffre de la matrice. L'appétit est bon et les digestions aussi; pas de gonflement d'estomac, ni de rougeur au visage, ni d'envies de dormir après les repas, ni de constipation.

Elle souffre des reins, un peu plus dans le bas-ventre, avec sensation de chaleur. En outre, elle est sujette aux douleurs rhumatismales.

. Elle n a jamais eu de pertes blanches; ses règles ont toujours été régulières depuis vers l'âge de 14 ans, où elles ont commencé à se montrer Depuis un an elles ont disparu.

Au toucher, il existe de l'antéversion sans grand abaissement.

Au speculum, le col paraît gros d'une teinte ardoisée. Le méat du canal cervical est largement béant et laisse apercevoir la muqueuse du canal rouge.

La sonde utérine passe facilement et pénètre à 8 *centimètres et demi*.

Traitement : Frictions avec alcool camphré, éther, chloroforme; bromure de potassium; bicarbonate de soude; bains sulfureux.

Le 11 février, l'état général est le même; il en est autant de l'état local Pansement glycériné.

Le 14, la malade se trouve mieux; le col est moins rouge. On prescrit des injections d'eau de goudron.

Du 18 au 28, même état. Les douleurs sont moindres, on applique des pointes de feu.

15 décembre, le col est moins engorgé, mais toujours congestionné

Le 18, l'amélioration se maintient; il y a un liseré rouge sur l'orifice du col; la malade a des sensations de cuisson, et de démangeaison. On emploie le pansement glycériné et des pointes de feu.

Le 25, la congestion diminue, et le canal cervical est tout à fait décoloré. Même traitement.

L'amélioration progresse jusqu'au 17 janvier, époque à laquelle la malade éprouve des douleurs dues à la congestion.

Le 20, les douleurs sont calmées, et le 24 surviennent des démangeaisons. Injections de six cuillerées de la liqueur Van-Swieten dans un litre d'eau et lotions avec la même eau.

Le 31, la malade se trouve très-bien. Cet état persiste jusqu'au 14 mars, où de vives douleurs reparaissent. Alors le col est rouge, violacé, par suite d'une nouvelle poussée de congestions.

Le 24 avril tout s'est dissipé, et le mieux n'a cessé de progresser.

Observation V. — Mme P..., âgée de 41 ans, a eu 9 enfants et une fausse couche. Il y a huit ans depuis le dernier enfant.

Elle a été réglée à 14 ans. Les règles, qui sont abondantes, durent trois jours tous les mois avec une avance de deux ou trois jours.

Son sommeil, sa digestion, sont mauvais. Il y a du gonflement d'estomac après le repas et de la chaleur au visage Elle est constipée depuis qu'elle a eu des enfants. Avec cela, elle a des hémorrhoïdes qui sont quelquefois fluentes et un peu de flueurs blanches.

La malade souffre de douleurs dans les hypocondres, dans les cuisses en avant et dans la région lombaire.

Elle ne peut ni marcher ni se tenir debout sans éprouver qu'elle va s'évanouir. Elle éprouve de la pesanteur au bas-ventre en avant depuis le dernier enfant. Cet état va toujours s'aggravant.

Au spéculum le col paraît congestionné, énorme, présentant quelques ecchymoses.

Au toucher, on sent le col légèrement abaissé. A l'union du col et du corps à droite existe une petite masse dure, sensible au doigt.

L'hystéromètre pénètre jusqu'à 88 *millimètres*.

La malade souffre de névralgie lombo-abdominale. Traitement : acide picrique ; frictions sur la région lombaire avec un liniment laudanisé ; podophyllin.

Le 11 septembre, il y a de l'amélioration se faisant sentir dans l'état général et dans les névralgies ; moins de constipation.

Le 2 octobre, le col est gros, mais l'ecchymose est diminuée. On emploie le pansement glycériné.

Durant tout le mois d'octobre le mieux fait des progrès, le col diminue et se congestionne, avec très-peu d'ecchymose. On continue le même traitement.

Le 27 décembre, la malade se plaint de faiblesse et de bourdonnements d'oreilles. On proscrit le fer dialisé.

Le mieux continue avec une notable diminution du ventre ; mais le 15 janvier 1879, les douleurs névralgiques reparaissent pour ne durer que trois jours.

Le 7 février, de petites douleurs reparaissent encore ; mais l'état général se maintient. Le même état persiste les jours suivants.

V

DE LA DILATATION DANS LA MÉTRITE CHRONIQUE

L'emploi de la sonde utérine dans la métrite chronique est pleinement justifié dans certains cas où le doute subsiste à tout autre moyen d'investigation, comme nous le dirons plus tard, et à cause de l'innocuité dont jouit en général l'hystérométrie, lorsque dans le cas qui nous occupe, se rappelant l'état de ramollissement où se trouve l'utérus, l'opérateur apporte dans son exploration toute la somme de modération, de précaution, de prudence, que réclame ici cette petite opération.

Avant d'approfondir cette question à l'égard de la métrite chronique, arrêtons-nous un instant à cette même maladie se présentant sous la forme aiguë, et discutons la question de savoir si sous cette forme la sonde peut être utilisée. Ici, les gynécologistes sont presque tous unanimes à proscrire son emploi. Cependant Kiwisch s'en sert lorsque l'exploration ordinaire ne vient pas dissiper l'incertitude que laissent quelquefois dans l'esprit les symptômes équivoques présentés par cette affection en général si franchement caractérisée. Les cas dans lesquels les choses se passent ainsi doivent-être très exceptionnelles, si tant est qu'ils se soient jamais montrés. A cet égard l'opinion de Huguier est formelle, aussi condamne-t-il énergiquement le cathétérisme. Sa première cause de réprobation est la facilité du diagnostic. Mais supposons que le diagnostic offre quelque obscurité et que la confusion puisse exister entre cette maladie et une inflammation péri-utérine, ou bien entre elle et une péritonite, il n'y a pas à hésiter, il faut proscrire le cathétérisme. Qu'il s'agisse de l'une ou de l'autre affection, on doit opposer les mêmes moyens thérapeutiques; donc l'uniformité du traitement est une cause d'abstention. En outre, à combien de conséquences plus ou moins désagréables la sonde n'expose-t-elle pas, telles que douleurs, aggravation et extension de la phelgmasie? Ainsi, pour nous résumer, le cathétérisme ne doit jamais intervenir dans le métrite aiguë à cause de la facilité du diagnostic, de l'uniformité du traitement entre cette maladie et l'inflammation péri-utérine, entre elle et la péritonite, et enfin à cause des dangers qui peuvent en résulter.

Prenant en sérieuse considération les dangers que fait encourir la sonde utérine dans cette manifestation aiguë de la pathologie de l'utérus, les gynécologistes s'abstiennent d'un commun accord de recourir au cathétérisme; aussi les observations sont muettes au sujet des modifications que pourrait subir la cavité utérine. Cependant il y a un moment où le fort de l'inflammation s'est dissipé en même temps que la maladie de beaucoup amendée étend ses domaines au parenchyme organique, moment où, de l'avis de Churchill, la cavité ne reste pas étrangère aux modifications qui s'accomplissent dans l'intimité des tissus. L'utérus, à cette période de ses troubles organiques, accuse un commencement de dilatation ; mais celle-ci est dans toute son évidence dans la forme franchement chronique.

Nonat divise la métrite chronique en externe et en interne. La variété externe est limitée à la muqueuse qui revêt le col, l'interne réside dens celle qui tapisse la cavité du viscère. Passant sous silence la première variété qui n'influe en rien sur les différents diamètres, nous allons voir quelles sont les modifications d'étendue que subissent ceux-ci sous l'influence de la métrite chronique interne. Dans la première période de la maladie les angles supérieurs et latéraux correspondant à l'orifice des trompes sont comme comblés par le boursouflement de la muqueuse ; de là un changement de forme dans la cavité de l'organe. De triangulaire qu'elle est normalement, elle devient irrégulièrement ovale. Mais ce qui nous importe le plus, c'est le changement de capacité qu'elle éprouve. Nonat l'a trouvée diminuée au début de la maladie et augmentée dans la suite.

Cette augmentation s'accentue bien davantage dans le cours de la deuxième période.

En effet à ce moment le diamètre antéro-postérieur mesure de 7 à 8 centimètres au lieu de 6 à 6 1/2 comme dans l'état normal.

La muqueuse utérine comme toutes les autres muqueuses venant d'être frappée d'inflammation, doit, selon toute probabilité, passer à une première phase de sécheresse bientôt suivie d'une seconde d'hypersécrétion. Il arrive que parfois un bouchon gélatineux ou tout autre obstacle opposant une barrière infranchissable aux humeurs, celles-ci s'accumulent dans l'organe, s'altèrent tôt ou tard avec production de gaz et dilatent notablement sa cavité.

Mais c'est dans la métrite chronique parenchymateuse surtout que la cavité utérine acquiert le plus de développement.

Cette maladie offre dans son évolution deux périodes bien distinctes. Dans la première, le symptôme objectif qui nous occupe se retrouve toujours avec la même constance. La première période que nous appellerons hypertrophique est caractérisée par la congestion et l'hypertrophie. Elle peut présenter, d'après Nonat, une diminution de capacité de l'utérus. Mais ce qui est hors de tout doute, c'est l'augmentation de capacité qu'elle accuse à la mensuration hystérométrique.

Sous l'influence d'un trop grand apport nutritif, un travail hypertrophique s'accomplit dans les parois de l'organe et entraine concurremment la dilatation de la cavité. En un mot, il s'établit une hypertrophie excentrique en vertu de cette loi posée par Courty, que chaque fois que l'utérus s'accroit sa cavité se dilate. Par le fait de cette augmentation de volume plus accentuée au niveau de son fond, l'utérus tend à exagérer sa courbure normale; de là une antéversion plus ou moins prononcée, dont le praticien doit être prévenu, afin de diriger le manche de la sonde plus en bas et en arrière.

Les troubles histologiques que nous venons d'étudier doivent tôt ou tard se dissiper, pour peu que le tissu utérin parvienne à se réintégrer dans son intégrité anatomique, l'altération n'ayant pas dépassé la période d'infiltration ou hypertrophique. Souvent le retour à l'état normal ne se fait pas, et le tissu passe à un autre ordre d'altération. A l'hypertrophie succède l'atrophie.

Par le fait de l'inflammation, le tissu cellulaire participe aussi à l'hypernutrition. Peut-être les choses se passent-elles dans un ordre inverse, c'est-à-dire que la prolifération du tissu cellulaire coïncide avec la résorption des éléments musculaires. Mais il semble plus probable à M. Gallard que la *prolifération luxuriante* du tissu cellulaire étouffe le muscle utérin. Il se passe donc ici ce qui se passe dans tous les organes, soit le foie, soit le rein, soit la moelle épinière, où l'on voit assez souvent la sclérose être le dernier terme de la phlegmasie. Aussi nous nous croyons autorisé de par les faits d'appeler cette phase de la maladie « période scléreuse ».

En résumé, dans la période scléreuse, la cavité est diminuée à cause du ratatinement du tissu utérin, sa fibre musculaire étant étouffée par la prolifération, tandis qu'il y a augmentation de la cavité dans la période hypertrophique. En effet, on a vu quelquefois le diamètre antéro-postérieur mesurer jusqu'à 9 centimètres.

Observation VI. — Mme M.. âgée de 35 ans, a eu un enfant il y a 12 ans. Ses règles assez régulières avancent quelquefois de 2 ou 3 jours.

Après les repas il survient du gonflement d'estomac, de la rougeur au visage et des envies de dormir.

La marche est difficile. Elle se plaint de douleurs de rein et de ventre depuis 5 à 6 ans. Elle a des pertes blanches continuelles qui n'augmentent ni avant ni après les époques. Il existe de la constipation habituelle. Ses règles qui durent 3 semaines sont suivies de pertes sanguines. Depuis un mois elle se plaint de douleur à la cuisse droite. Il y a de cela quelques années elle a été traitée pour une affection utérine.

Par le toucher on constate que l'utérus est en antéversion et abaissé. Le col touche le plancher vaginal.

Au speculum on remarque un écoulement purulent, la desquamation de la muqueuse cervicale. L'isthme est largement ouvert. La sonde entre facilement jusqu'au fond de l'utérus.

Elle pénètre à 75 *millimètres.*

Traitement : gouttes amères de Baumé, 3 gouttes avant chaque repas.

Alcoolat de Fioraventi . . .	70 grammes.
Eau de Cologne.	

pour frictions matin et soir.

Podophyllin	30 centigrammes.
Extrait de jusquiame. . .	30 —

une pilule chaque soir.

Le 25 septembre la malade éprouve de la difficulté à marcher ; le ventre est volumineux, le pouls filiforme et dépressible. On fait appliquer des bouteilles d'eau chaude.

Teinture de cannelle	25 grammes.
Julep gommeux.	120 —

par cuillerée à bouche toutes les heures.

Le 27, l'état est le même. Le traitement est continué.

OBSERVATION VII. — Mme D..., âgée de 20 ans, a eu deux enfants, le dernier il y a deux mois. Elle n'a jamais eu de fausses couches. Ses règles sont ordinairement irrégulières et abondantes. Dans l'intervalle des époques elle perd beaucoup en blanc. Depuis les couches la marche est pénible et la station debout difficile.

A partir de son mariage elle a perdu sa santé et son appétit. Après les repas elle souffre de gonflement d'estomac, éprouve de la rougeur au visage et des envies de dormir.

Elle est habituellement constipée. Elle souffre de violentes douleurs de rein, surtout dans le flanc du côté droit; les douleurs s'irradient jusqu'à la partie supérieure de la cuisse.

Au toucher l'utérus est tout-à-fait tombé sur le plancher du vagin; le col est mou. Il y a légère rétroversion.

Au speculum le col est pâle, atonique. Il y a ulcération du col et du canal cervical, décollement de la partie supérieure du vagin.

La sonde passe très-facilement et pénètre à 8 *centimètres.*

La malade est atteinte de diathèse herpétique. Traitement :

1° Acide picrique. . . . . 3 centigrammes.
2° Alcoolat de Fioraventi. . } 70 grammes.
Eau de Cologne. . . . }
Pour frictions.
3° Injections d'eau de goudron tiède.
4° Bains sulfureux.
5° Poudre de quinquina gris. . 5 grammes.
— de rhubarbe. . . . 6 —
Magnésie calcinée. . . . 6 —

Une cuillerée à café le soir en se couchant contre la constipation.

Le 30 septembre la marche est toujours difficile. Des douleurs existent au niveau de l'angle inférieur de l'omoplate. Il existe des bruits de souffle au cœur dont les battements sont précipités; mais l'écoulement a diminué.

Le 7 octobre, les douleurs de reins se sont calmées, mais non celles du ventre et de l'estomac. La malade éprouve des nausées et souffre de névralgies intercostales. Même traitement.

Le 9, la constipation cède à la magnésie.

Le 14, l'ulcération est améliorée; on emploie le pansement glycériné.

Le 15 novembre, l'état congestif est peu amélioré.

Le 25, elle est beaucoup mieux.

Le 9 décembre, il existe moins de constipation; la malade va toujours mieux.

VI

DE LA DILATATION DANS L'ARRÊT D'INVOLUTION

Il n'est certainement pas une seule affection de l'utérus qui ait sur cet organe une plus grande puissance dilatatrice que l'arrêt du processus régressif à la suite de l'accouchement et de l'avortement. Pendant la grossesse l'utérus, arrivé à sa plus grande phase d'activité fontionnelle, est forcément doué d'une nutrition exagérée. Le sang y afflue plus abondamment, chargé des principes nutritifs dont l'organe a besoin pour remplir l'importante fonction que lui confie la nature. Sous l'empire de cette hypernutrition, l'organe augmente de volume; sa paroi s'hypertrophie.

Selon les uns, il y a augmentation dans le nombre et le volume des fibres-cellules. Entre ces éléments à l'état d'ébauche et d'autres complétement développés, il se présente tant de formes transitoires que la prolifération semble un fait suffisamment prouvé. Du reste, cette opinion est défendue par Frey, Kolliker, en Allemagne, Aran, Sappey, en France. Selon M. le professeur Robin, « il y a augmentation du volume de chaque cellule et non augmentation du nombre de ces éléments. Il y a hypertrophie et non s'hypergénèse. »

Qu'il y ait prolifération ou non des fibres-cellules, toujours est-il que dans le cours de la gestation la paroi de l'utérus est fortement hypertrophiée. Après la parturition les contractions continuent en exerçant une notable constriction sur les vaisseaux; le sang arrive moins bien aux fibres musculaires qui sont frappées dès-lors de dégénérescence graisseuse. D'après Heschl, pas une seule fibre-cellule n'échappe à ce travail de régression ; de sorte que l'utérus se reforme de toute pièce.

Pendant que la régression s'opère, l'utérus tend à revenir à son volume primitif. L'évolution rétrograde s'accomplit dans un temps très-variable. Plus rapide chez telle femme, elle est plus lente chez telle autre. Plus active chez la primipare, elle est plus paresseuse chez la multipare. Le temps pendant lequel elle a lieu est diversement évalué par les auteurs. Cependant on peut dire qu'il varie entre 20 jours et deux mois.

Dans certaines circonstances, pour une cause ou pour une autre, l'organe éprouve un temps d'arrêt dans sa régression et garde pour un temps variable et quelquefois indéfiniment, un volume au-dessus de celui qu'il a normalement. Cet état constitue l'arrêt d'involution.

L'arrêt d'involution survient à la suite de la grossesse, que celle-ci ait parcouru toutes ses phases et se soit aboutie à la parturition ou qu'elle se soit arrêtée à mi-chemin en se terminant par l'avortement. Dans le premier cas quelles sont les causes qui empêchent l'utérus de reprendre ses dimensions premières ? En thèse générale nous pouvons dire que l'utérus est conduit à l'arrêt d'involution toutes les fois qu'il est trop abondamment pourvu de sang ou qu'il est frappé d'inertie. Aussi plaçons-nous les causes sous deux chefs : congestion et inertie.

Pendant l'allaitement il y a fluxion du côté des seins et dérivation du côté de l'utérus qui diminue de volume. Que l'allaitement ne s'établisse pas, l'utérus reste congestionné et le retrait ne s'opère pas. Le retour des règles agit dans le même sens en amenant de la fluxion. Les grossesses répétées aboutissent au même résultat en provoquant une congestion chronique. Qu'une cause quelconque entraine une décongestion rapide, l'utérus est promptement revenu sur lui-même; c'est dans ce sens qu'agit une forte hémorragie.

Il va sans dire que si un simple trouble physiologique suffit à lui seul pour empêcher le retrait de l'organe, un trouble pathologique ne peut intervenir qu'avec plus d'efficacité. C'est pourquoi la lymphangite et la phlébite, si communes pendant les suites de couches, sont de toutes les causes déjà citées les plus puissantes et les plus funestes.

Le second ordre de causes comprend d'abord l'inertie, puis le travail prolongé, la retension du placenta où le muscle utérin, après avoir longtemps lutté contre le corps qui l'agace, se fatigue et tombe de lui-même en état d'inertie. Il existe en outre deux autres causes qui ne peuvent être rangées sous aucun de ces chefs; ce sont les tranchées utérines et le séjour antihygiénique de l'accouchée.

L'arrêt d'involution ne se comporte pas toujours de la même façon; tantôt il est passager, tantôt définitif. Par exemple une femme reprend trop tôt ses occupations ou se livre trop promptement aux rapports conjugaux, l'utérus s'arrête dans sont évolution rétrograde et y revient du moment qu'elle reprend le lit. Bien des femmes ne reviennent jamais complétement des suites de couches, alors l'utérus reste anormalement développé et se trouve dès lors sous l'imminence morbide.

C'est surtout à la suite de l'avortement que se produit l'arrêt de l'évolution retrograde avec sa conséquence fréquente, la métrite. Lorsque la grossesse arrive à terme les fibres-cellules, parvenues au plus haut degré de leur développement, tendent à passer à la phase régressive ; tel n'est pas le cas dans l'avortement. Ici elles sont en pleine voie de développement au moment où l'utérus est débarrassé de son contenu. Que vont-elles devenir ? Vont-elles rentrer immédiatement dans leur période régressive ? C'est probable ; mais leur régression sera plus longue. Il semble que plus leur hypertrophie est complète, plus leur régression est complète aussi ; et la régression est retardée quand l'hypertrophie a avorté.

Il est peut-être plus logique de chercher ailleurs la cause de l'arrêt de l'involution dans l'avortement. La femme qui a avorté, se sentant assez bien peu après l'accident, se résigne difficilement à garder le lit. Ne jugeant son cas jamais assez grave, elle se lève trop tôt, se livre à ses occupations domestiques et reprend prématurément ses devoirs conjugaux. L'utérus, surpris dans son évolution rétrograde, n'avance pas et se trouve plus que jamais exposé à une suite aussi grave que fréquente, la métrite.

La métrite qui se développe alors est chronique d'emblée, comme l'a si bien prouvé M. Fauquez, auquel nous empruntons ce qui suit. Cette variété de métrite est accompagnée plus que toute autre d'une énorme augmentation de la cavité utérine. Cette hypertrophie excentrique est-elle le résultat du travail inflammatoire, ou bien existe-elle au moment où l'organe est surpris par l'inflammation ? Cette dernière interprétaton est certainement la vraie. C'est l'opinion de M. Fauquez qui croit que « l'arrêt d'involution agit comme cause irritative dans un organisme atteint de diathèse ».

Le savant clinicien de Saint-Lazare, M. le docteur Chéron, reconnait deux sortes d'affections utérines : les une consistant en des lésions locales et n'amenant que des troubles fonctionnels, la congestion et l'engorgement ; les autres ayant une forme spéciale, présentant à la longue des lésions comme les métrites et leurs suites, telles que les ulcérations, les kystes, les polypes.

Les premières, qui sont des affections purement accidentelles, surviennent chez n'importe quelle femme sous l'influence de la plus légère cause. Les secondes demandent pour se développer un organisme miné d'avance par les maladies constitutionnelles ou se trouvant sous la puissance d'une diathèse quelconque. Toutes ces affections, professe M. Chéron, proviennent d'une irritation issue de la moelle épinière surtout dans sa portion lombaire, qui porte atteinte au centre vaso-moteur de l'utérus et qui exprime sa souffrance par des douleurs névralgiques, sorte de cris de détresse de ce système implorant les secours de l'art. « Pour lui, écrit M. le docteur Fauquez, l'altération humorale qui constitue la diathèse a besoin, pour transmettre ses lésions à un organe, que le département de la moelle en rapport avec cet organe soit atteint. » Déjà depuis quelques années l'influence nocive de la diathèse sur l'utérus a été professée par M. Gueneau de Mussy. Et bien d'autres avant lui avaient émis la même opinion.

La métrite par cause d'arrêt d'involution n'est pas toujours chronique dès le début. Quelquefois en effet débutant à l'état aigu ou subaigu elle passe à la chronicité très-rapidement. Quel est le tissu que frappe l'inflammation? C'est invariablement le parenchyme de l'organe, puisque c'est cette partie qui est en cause au moment où la phlegmasie se déclare. Mais le parenchyme n'est pas uniquement constitué d'éléments musculaires; ces éléments bien au contraire sont plongés dans une atmosphère cellulaire. L'observation a prouvé que l'élément cellulaire est plus directement intéressé; aussi

M. de Sinéty désigne-t-il cette affection sous le nom de métrite interstitielle.

Quelle est la sphère d'action de la métrite parenchymateuse? Elle n'en a pas dans la généralité des cas, puisque l'hypertrophie excentrique résultant de l'arrêt d'évolution rétrogade, sa cause irritative, n'a pas le choix de sa résidence, étant répartie uniformément dans tout le parenchyme utérin. C'est pourquoi l'agrandissement de la cavité do l'organe gestateur est plus manifeste ici plutôt que partout ailleurs.

Cependant dans quelques cas, assez limités du reste, certains départements plus ou moins circonscrits échappent seuls à la répression ; seuls alors ils sont atteints d'hypertrophie, seuls alors ils sont frappés de métrite. Ainsi le corps en partie ou en totalité peut être attaqué ; d'autres fois c'est le col à l'exclusion du corps.

Dans ce dernier cas survient une hypertrophie excentrique agissant tantôt en largeur seulement, tantôt en longueur, ce qui est plus fréquent.

La métrite établie dans tout l'organe, corps et col, que se passe-t-il dans l'intimité des tissus ? On y observe des désordres anatomiques en tout semblables à ceux qui se constatent dans la même maladie survenant en dehors de l'arrêt d'involution. Ce sont les mêmes périodes d'infiltration ou hypérémique, d'induration ou scléreuse.

Il est curieux de voir la divergence d'opinions qui existe sur la question de savoir quel est l'élément anatomique qui est victime de l'atteinte pathologique.

Pour Virchow les tissus musculaire et conjonctif sont également intéressés ; ils se développent. L'hypertrophie de l'un et la prolifération de l'autre étouffent le tissu vasculaire. Pour Rokitansky il y a seulement prolifération du tissu cellulaire. Pour Finn il y a uniquement hypertrophie du muscle utérin. Farster va plus loin que tous. Suivant lui, tous les tissus généralement quelconque prennent part à l'hypertrophie. Enfin M. de Sinéty ne se reconnait pas dans la confusion de ces différents éléments.

Toutes choses égales d'ailleurs les troubles pathologiques conduisent les parois de l'utérus à l'hypertrophie excentrique. Mais ce qui nous intéresse le plus, c'est l'augmentation énorme de la cavité utérine, augmentation qui peut atteindre le chiffre de 9 et quelquefois de 10 *centimètres* pour le diamètre antéro-postérieur. Seule de toutes les affections utérines après le fibroïde, la métrite parenchymateuse chronique causée par l'arrêt d'involution accuse à l'examen hystérométrique une telle dilatation de la cavité utérine.

On comprend que cela doive être ainsi, si l'on se rappelle le point de départ de la maladie.

L'utérus au 9e mois de la grossesse mesure 32 à 37 *centimètres* dans son diamètre vertical, 24 dans son diamètre transversal et 22 à 23 dans son diamètre antéro-postérieur. Après la délivrance il devient contracté, dur, sphéroïde, présentant 11 à 12 *centimètres* dans le sens vertical et 9 à 10 dans le sens transversal. Une demi-heure après il y a augmentation de volume (diamètre vertical 12 à 14 *centimètres*; diamètre transversal de 11 à 12 *centimètres*) ; cet état persiste quelques heures. Puis le retrait recommence ; l'utérus diminue de 1 *cent.* à 1 *cent.* et demi jusqu'au troisième jour où il reste dans un état stationnaire durant 24 à 48 heures. Cet état stationnaire coïncide avec la fluxion mammaire et n'existe pas dans le cas de fortes tranchées utérines et d'écoulement abondant des lochies. Les jours suivants la rétrocession continue régulièrement de façon que l'utérus diminue chaque jour d'un demi-*centimètre* à 1 *centimètre*. Du dixième au onzième jour il a disparu derrière la symphyse; et son évolution rétrograde est complète du quarantième jour au deuxième mois.

Partant d'un volume si énorme et exposé dans sa course rétrograde à tant de causes d'arrêt, on conçoit que, l'une de ces causes agissant, l'utérus garde pour un temps très-variable si ce n'est indéfiniment l'excessive augmentation de capacité que dévoile l'hystérométrie.

Nous empruntons à la thèse de M. le docteur Raoul Fauquez, (1) en le remerciant de sa bienveillance toute amicale, les observations suivantes :

Observation VIII. Suivie d'autopsie. — La nommée Marie G.., fille de salle, agée de 46 ans, en service à l'hospice Saint-Lazare depuis plus de dix années, bien réglée, sujette à des douleurs s'irradiant de la région lombaire à la région hypogastrique au moment des époques, a souffert de l'utérus pendant plus de vingt ans à la suite d'un accouchement. Elle présente les traces bien manifestes de l'herpétisme.

Elle raconte qu'elle a eu des pertes blanches purulentes, des hémorrhagies, des ulcérations du col qu'on a cautérisées au fer rouge, et un sentiment de pesanteur dans le bas-ventre augmentant d'une façon notable au retour de la période menstruelle.

Examinée quelques semaines avant sa mort, sur sa demande, alors qu'elle souffrait de douleurs dans l'hypocondre gauche, nous avions trouvé le col gros, mesurant 0 05 *centimètres* au cervicimètre. présentant les traces d'anciennes ulcérations siégeant sur les deux lèvres.

Au toucher les lèvres sont trouvées largement renversées en arrière. l'utérus est abaissé sur le plancher périno-vaginal, il est lourd à déplacer, on le sent largement déplacé dans les culs-de-sac, où la pression du doigt produit une sensation douloureuse.

(1) *De la méthrite chronique dans ses rapports avec l'arrêt d'involution de l'utérus après l'accouchement et l'avortement.* Paris, 1879.

La palpation permet de constater que le fond de cet organe dépasse les pubis de deux travers de doigt au moins.

La sonde utérine pénètre dans un utérus largement ouvert, mesurant du fond de la cavité au méat cervical, une longueur de 0,08 *centimètres.*

Un liquide muco-purulent s'écoule en petite quantité.

Nous constatons l'existence d'une métrite chronique arrêtée dans la période d'infiltration, ce que nous attribuons au calme dont jouis ent les organes génitaux de la malade depuis son entrée à l'hôpital.

Un traitement, s'adressant à la névralgie lombo-abdominale d'une part et à l'utérus d'autre part, est prescrit à la malade.

Six semaines plus tard, prise de pneumonie double, elle succombe rapidement.

Nous pratiquons l'autopsie.

L'utérus se présente sous la forme d'une grosse poire, inversé à gauche, d'un rouge violacé, mesurant 0,094 *millimètres* dans toute sa longueur, 0,07 *centimètres* dans toute sa largeur.

La cavité mesure 0,08 *centimètres* dans son diamètre longitudinal, comme pendant la vie, et 0,04 *centimètres* dans son diamètre transversal.

La muqueuse de la cavité utérine est mollasse, présentant par place un aspect desquammé. Elle présente quelques élevures, quelques inégalités, rares d'ailleurs, comparables à des granulations

Le tissu utérin est assez ferme, d'une consistance légèrement élastique, d'un gris rosé parsemé de nombreux vaisseaux béants.

Quelques points présentent une coloration d'un blanc jaunâtre, le tissu semble moins résistant en ces parties. Soumis à l'examen microscopique, le tissu de l'organe est reconnu formé : 1° de fibres musculaires lisses ayant subi, au niveau des points de couleur blanc jaunâtre, un commencement de régression graisseuse; 2° de vaisseaux dilatés, entourés d'un manchon formé de tissu conjonctif; 3° d'un tissu conjonctif interstitiel embryonnaire ayant subi parfois un développement fibrillaire.

Observation IX. — *Autopsie.* — Marguerite D..., âgée de 24 ans, exerçant la profession de brocheuse, est couchée au n° 7 de la salle Sainte-Eléonore.

Cette malade, assez irrégulièrement réglée, a eu deux enfants, le dernier il y a dix-huit mois. Elle est entrée dans le service avec le diagnostic : *ulcération du col.*

Elle raconte qu'après être restée trois jours au lit, après son premier et son dernier accouchement, elle a repris l'exercice de sa profession, mais qu'elle a toujours souffert du ventre depuis ce moment-là.

Elle a des pertes blanches très-abondantes.

Son teint est pâle ; elle présente l'aspect d'une femme qui vient de faire une maladie grave. Elle est atteinte de diathèse strumeuse. L'examen par le toucher nous permet de constater l'existence d'un col court mais large dont le méat cervical est entr'ouvert.

Les culs-de-sac sont libres, l'utérus est lourd, et les lèvres du col viennent s'appuyer sur le plancher vaginal.

Au spéculum, le col se présente envahi par une large ulcération d'aspect lisse, modifié sans doute par le frottement sur le plancher vaginal et se prolongeant dans le canal cervical, duquel s'écoule un liquide purulent. La sonde utérine pénètre largement et mesure 0,076 *millimètres.*

Un traitement local et un traitement général sont institués.

Dix jours après son entrée, la malade est prise de fièvre typhoïde et meurt d'accidents cérébraux au seizième jour de la maladie.

L'autopsie, faite vingt heures après la mort, nous montre l'utérus d'un rouge violacé, pâle, d'une longueur totale de 0,084 *millimètres* et d'une largeur de 0,048 *millimètres.*

La longueur de la cavité est de 0 07 *centimètres* et la largeur de 0,034 *millimètres.*

Ce qui nous frappe surtout, c'est l'aspect allongé de l'organe.

Divisé dans sa longueur, un liquide séreux rougeâtre s'écoule et la muqueuse se présente sous un aspect granulo-fongeux, violacé.

Les parois peu épaissies mais très-également amincies circonscrivent une large cavité. L'isthme est largement ouvert, et les deux muqueuses du col et du corps sont également desquammées.

La couleur de la coupe des parois est d'un gris rosé parsemé de points jaunes clairs et de coupes de vaisseaux béants.

L'analyse histologique révèle la présence de fibres musculaires lisses, formant la masse des parois, les faisceaux séparés par du tissu conjonctif embryonnaire développé en tissu fibrillaire dans le voisinage des points d'un jaune clair, où la régression graisseuse atteint les éléments musculaires, ainsi qu'autour des vaisseaux.

Observation X — *Autopsie.* — Jeanne R..., fille de salle, âgée de 42 ans, est attachée au service de la salle Sainte-Marie depuis trois années ; elle est irrégulièrement réglée et n'a jamais fait de fausses couches. Elle a eu trois enfants, le dernier il y a douze ans. La malade est arthritique ; elle est entrée plusieurs fois dans le service atteinte d'ulcération du col.

En 1873, elle a eu plusieurs hémorrhagies, à la suite desquelles sont survenues d abondantes pertes blanches.

Elle souffre au moment des époques, et se plaint d'une sensation de pesanteur habituelle dans le bas-ventre, accompagnée de douleurs dans l'hypocondre gauche.

Elle vient à la visite de temps en temps pour recevoir un pansement glycéro-tannique qui la soulage pour quelques jours. Le col est peu ulcéré ; il est gros et large, mesurant 0,052 *millimètres* au cervicimètre. Il repose sur le plancher vaginal ; il est douloureux au toucher

Les culs-de-sac sont libres, mais le corps de l'utérus peut être atteint dans chacun d'eux.

Ce dernier est lourd, très-difficile à déplacer La sonde utérine pénètre largement dans la cavité et mesure 0,072 *millimètres* de profondeur.

Depuis quelque temps la malade est prise de crises violentes qui revêtent la forme de l'angine de poitrine. Ces crises se rapprochaient depuis quelque temps, malgré le traitement employé, et, un soir, au moment où elle montait dans son lit elle est tombée lourdement. L'interne de service, appelé en toute hâte, n'a pu que constater la mort.

L'autopsie faite le lendemain d'une façon complète, dans le but non-seulement de rechercher l'état des organes génitaux, mais encore la cause de la mort subite, nous a permis de constater la présence de nombreux calculs de cholestérine engagés dans les voies biliaires, et l'un d'eux, du volume d'une aveline, obstruait le canal de la vésicule biliaire.

L'utérus, d'un rouge violacé et volumineux, est légèrement irrégulier.

La longueur totale est de 0,10 *centimètres*; sa largeur totale de 0,07 *centimètres*. La longueur de la cavité est de 0,072 *millimètres*; sa largeur est de 0,025 *millimètres*.

A la coupe, il ne s'écoule pas de liquide, et l'utérus se présente sous un aspect gris rosé très-uniforme, pointillé de rouge. Il n'existe pas de larges vaisseaux béants. comme dans les cas précédents. La muqueuse est granuleuse et présente quelques petits polypes utéro-folliculaires d'un rouge violacé

Soumis à l'examen microscopique, le tissu du parenchyme se présente composé de fibres musculaires lisses, séparées par une très-petite quantité de tissu canjonctif interstitiel, peu développé, et un petit nombre de petits vaisseaux ne présentant pas le manchon de tissu conjonctif signalé dans les deux cas précédents.

Observation XI. — Métrite parenchymateuse, chronique à la première période, compliquée d'endométrite, avec ulcération du col, consécutive à l'arrêt d'involution de l'utérus après l'accouchement.

Madame M.., agée de 35 ans, sans profession se présente à la clinique de M. le Dr Chéron le 15 Juillet 1378.

Réglée à 15 ans toujours très irrégulièrement.

Depuis quelques mois, les rè les viennent tous les quinze jours et ont une durée tantôt courte, tantôt longue.

Elle a eu un enfant il y a trois mois. L accouchement a été facile. Après un repos au lit de huit jours à peine, elle s'est levée, est sortie et s'est remise au travail journalier que nécessitent les soins du ménage.

Peu sujette aux pertes blanches, violentes douleurs de reins qui ont débuté après son accouchement et ont augmenté d'intensité de jour en jour. Névralgie lombo-abdominale s'irradiant dans l'abdomen. Points apophysaires douloureux à la fin de la région dorsale et à la région lombaire. Phénomènes dyspeptiques.

Douleurs de tête fréquentes, battements de cœur, étouffements.

La malade tousse beaucoup, transpire la nuit, a beaucoup maigri depuis quelque temps et cependant l'auscultation des poumons ne révèle rien ; quelques douleurs rhumatismales.

Diathèse herpétique.

Au toucher on trouve les culs-de-sac libres, l'utérus mobile, mais lourd à remuer ; il est abaissé et en antéversion. Le col est à deux doigts de la vulve et frotte sur le plancher vaginal. On sent l'augmentation de volume de l'utérus dont le fond dépasse les pubis.

Au spéculum, on constate une ulcération siégeant sur les deux lèvres du museau de tanche dont l'antérieure est renversée en forme de corne. Le col a une coloration ardoisée, saigne au moindre contact du spéculum et a l'aspect infiltré de la première période de la métrite chronique,

L'isthme est largement ouvert ; la sonde pénètre dans la cavité utérine à 88 *millimètres.*

Le palper abdominal révèle l'existence de la névralgie lombo-abdominale par la douleur que cause le pincement de la peau de l'abdomen. Points des grandes lèvres.

Le traitement est dirigé contre la constipation et les phénomènes dyspeptiques ; comme traitement local les pansements glycérinés sont employés.

Trois mois après, l'amélioration est notable du côté de l'appareil digestif ; l'ulcération est en pleine voie de réparation ; mais il se révèle de temps en temps des hémorrhagies qui durent plusieurs jours et qui, fréquemment répétées, affaiblissent la malade. Continuation des pansements glycérinés.

Cette tendance aux hémorhagies se prolonge jusqu'au mois de janvier. L'ulcération se répare mais le col est toujours gros et hémorrhagique. La lèvre postérieure du col est tuméfiée.

Le 6 Janvier on pratique la première injection intra-utérine d'acide picrique en solution aqueuse.

Cette injection arrête l'hémorrhagie qui ne reparait que le 22 et encore cette perte coïncide avec l'époque des règles. L'état général est satisfaisant.

Le 27 janvier, une petite perte reparait, mais s'arrête presqu'immédiatement.

Une seconde injection arrête encore l'hémorrhagie qui n'a plus reparu depuis.

Continuation des pansements glycérinés.

Le 4 avril, l'ulcération est complètement réparée, c'est à peine s'il reste un peu de rougeur autour de l'orifice du canal cervical.

Le col est énormément diminué de volume, a une coloration presque normale; l'état général est très-bon La malade ne se plaint que de quelques douleurs gastralgiques combattues par le mélange des sirops d'éther, morphine et térébenthine.

Depuis elle n'est pas revenue ce qui est une preuve de l'état satisfaisant dans lequel elle se trouve.

Observation XII.— Métrite parenchymateuse chronique, hypertrophique, compliquée d'endométrie, avec ulcération du col consécutive à l'arrêt d'involution de l'utérus après l'accouchement

Mme Ch..., âgée de 33 ans, institutrice, se présente à la clinique de M. le Dr Chéron, le 18 décembre 1878.

Réglée à 14 ans, très-régulièrement tous les 27 ou 28 jours.

Elle n'a jamais eu de fausses couches.

Elle a eu quatre enfants dont le plus jeune a 6 ans.

Après chaque accouchement elle a toujours pris très-peu de repos; elle restait de huit à neuf jours couchée, puis se levait, reprenait ses travaux habituels souvent très-pénibles. Après le dernier enfant surtout elle n'a pris aucun ménagement Toujours sujette aux pertes blanches Depuis un an elles sont purulentes; il y a même un peu de sang. Les règles n'en sont pas moins régulières.

Depuis son dernier accouchement, c'est-à-dire depuis six ans, elle souffre de douleurs de reins très-vives qui s'irradient dans le ventre, surtout du côté droit et sur le devant des cuisses. Elle a aussi depuis cette époque une sensation continuelle de pesanteur dans le bassin.

Pas d'appétit, digestions difficiles. Constipation très-opiniâtre et constante.

Sujette aux névralgies faciales.

Diathèse herpétique.

La malade est d'une constitution faible. Sa santé s'est troublée sérieusement depuis un an.

Il y a 15 jours, en dehors des règles est survenue une hémorragie qui a duré 15 jours (metrorrhagie).

Au toucher on trouve l'utérus complètement abaissé. Le col est appuyé sur le plancher vaginal, à droite. Il est assez immobile.

La lèvre antérieure est surtout hypertrophiée. Elle a la forme d'une corne. Le col est gros et dur à la base.

Les culs de sac sont libres ; on sent en enfonçant le doigt profondément dans le cul-de-sac postérieur, la face postérieure de l'utérus considérablement augmentée de volume, la pression au-dessus des pubis est très-douloureuse.

Au speculum, col gros, très-hypertrophié en longueur, portant une ulcération très-large, de nature papillo-folliculaire.

La métrite est compliquée d'endométrie, caractérisée par les pertes purulentes, mêlées de sang et par la tendance à la métrorrhagie; la sonde, passe largement à travers l'isthme et pénètre dans la cavité utérine à 11 *centimètres*. Le col a pour sa part 5 *centimètres*.

Pour traitement on donne à la malade : Protochlorure de fer; bromure de potassium. Friction sur la région dorso-lombaire. Des pansements glycérinés sont appliqués sur le col deux fois par semaine. Au bout de 5 semaines, le 27 janvier, la malade qui avait ressenti une amélioration sensible dans les douleurs névralgiques, est reprise, sous l'influence du froid et de la neige, de douleurs très-violentes dans les cuisses, dans le bas-ventre et dans les genoux; tout le département du plexus lombaire est atteint.

La semaine suivante, toutes ces complications s'étaient effacées et il ne restait à la malade que quelques douleurs de rein ; l'ulcération était en bonne voie de guérison.

Pour donner un peu plus de vitalité à l'organe et activer la guérison, on commence le 11 mars l'application du courant continu sur le col concurremment avec des pansements glycérinés.

Leur effet ne tarde pas à se faire sentir, et à l'heure qu'il est, les pertes purulentes ont disparu pour faire place à des pertes blanches peu abondantes ; l'ulcération est en grande partie réparée, et la sonde utérine ne pénètre plus qu'à 8 *centimètres*.

VII.

DE LA DILATATION DANS LE FIBROIDE.

Si la dilatation de l'utérus coïncide toujours avec son hypertrophie, elle ne coïncide pas moins avec l'existence dans sa cavité ou dans sa paroi d'un produit quelconque de quelque nature qu'il puisse être. C'est ainsi pour nous expliquer sur la dernière proposition, que la présence d'un fœtus dans sa cavité entraine l'augmentation de sa capacité et que le développement d'un fibroïde dans sa paroi tend au même résultat.

Le fibroïde existe chez la femme de 35 à 50 ans. Il résulte du relevé de M. Gallard que dans quatre cas seulement cette affection a fait son apparition à un âge moins avancé; deux de ces cas concerne M. West, et les deux autres ont été tirés de la pratique même du savant clinicien de la Pitié. Ces fibroïdes précoces se sont montrés de 16 à 20 ans. Il ne serait pas impossible, de l'avis même de M. Gallard, que cette affection ne reconnût pour cause, jusqu'à un certain point, la fonction cataméniale, en tant que celle-ci y apporte une certaine prédisposition en vertu de la congestion souvent répétée dont elle est issue.

Si dans la plupart des cas le fibroïde s'annonce par la metrorrhagie et des symptômes de compression sur les organes circonvoisins, il reste quelquefois latent jusqu'à ce que le hasard mette la femme elle-même sur la trace de son mal par de petites tumeurs indolentes qu'elle découvre à travers la paroi abdominale. Souvent la femme se trouve sous le coup d'une constipation opiniâtre. L'administration d'un purgatif dans certains cas procède à l'évacuation de nombreuses cybales, et tout rentre dès lors dans l'état normal. Mais dans d'autres cas la purgation accomplit son œuvre comme en temps ordinaire; les cybales manquent, et la constipation continue son cours les jours suivants. Ici il y a de fortes présomptions en faveur d'un fibroïde, et le cathétérisme vient à son tour lever tous les doutes. Si bien souvent il réclame le concours du palper abdominal et du toucher rectal, souvent aussi il se suffit à lui tout seul.

Il est d'usage de reconnaître trois sortes de fibroïde selon le siége qu'il occupe en dedans du muscle utérin, ou bien dans l'intimité du parenchyme, ou bien sous le péritoine qui revêt l'extérieur de l'organe; de là le fibroïde sous-muqueux, interstitiel et sous-péritonéal. En outre, il peut être sessile ou pédiculé. Nous reproduisons cette classification en vue des particularités qu'offre chaque variété. En effet, si certaines d'entre elles impriment à l'organe de la gestation une telle modification que tous ses diamètres se trouvent augmentés, d'autres amplifient quelques-uns et restreignent les autres. Somme toute, il n'est pas moins vrai de dire que la capacité de l'organe, toutes choses égales d'ailleurs, a subi une notable augmentation.

Nous allons considérer le premier cas où il va s'agir d'un fibroïde interstitiel occupant le fond de l'utérus. Que va-t-il advenir du diamètre antéro-postérieur correspondant à l'axe de l'organe? Il sera notablement diminué, à plus forte raison si l'organe reste enclavé dans l'excavation. Alors l'hystéromètre n'avance pas plus qu'à 3, 4, 5 *centimètres*. Mais comme il est dans l'essence de cette maladie d'agrandir la cavité utérine, le diamètre transverse par contre se trouve amplifié; aussi la sonde exécute un arc de cercle plus grand, ayant plus d'espace à parcourir.

Si la sonde, poussée dans le sens de l'axe de l'utérus, éprouve plus ou moins tôt un obstacle à sa progression, on n'a qu'à la faire dévier de sa direction pour qu'elle s'avance plus profondément. Arrivée sur les confins de la tumeur elle peut, si on lui imprime un mouvement de rotation, la contourner plus ou moins librement et, en même temps, accuser sa présence et sa circonvolution au doigt explorateur plongé dans le rectum. Que de fois cependant le toucher rectal ne la perçoit pas ! C'est qu'alors l'utérus a franchi l'excavation pour prendre un libre essort dans la cavité abdominale. Ici le mal se présente avec une physionomie toute particulière. De deux choses l'une, où le diamètre vertical est au-dessus de la moyenne normale, ou il ne la dépasse pas. S'il ne la dépasse pas, le diagnostic pour s'établir s'aidera du palper abdominal qui accusera le fond de l'utérus à un ou deux travers de doigt au-dessus du pubis, du diamètre transverse qui reste toujours augmenté et enfin des autres symptômes.

Supposons maintenant un utérus s'élevant à son aise dans la cavité abdominale. Il va sans dire que le diamètre antéro-postérieur augmentera et surpassera la moyenne normale. En sera-t-il autant du diamètre transversal ? Non, dans la généralité des cas; il semble qu'alors l'utérus s'étire dans le sens de son axe.

Nous supposons, pour le moment, le fibroïde encore développé dans le fond de l'organe, mais sous la muqueuse ou tout au moins dans les couches parenchymateuses les plus plus voisines de la cavité. Cette production morbide tendra à s'étendre du côté de la cavité où elle a à lutter avec moins de résistance de la part des fibres de l'organe et déformera cette cavité qui deviendra infundibuliforme et quelque fois ovoïde tout en s'agrandissant dans son diamètre transversal. La sonde, poussée d'avant en arrière, ira butter contre la tumeur, plus prononcée dans ce cas, à une distance de 1 à 4 et rarement 5 *centimètres*. Conduite sur le pourtour de la tumeur, elle décrira une circonférence plus ou moins étendue, suivant le diamètre d'implantation du fibroïde. Le corps fibreux est-il largement adhérant à l'utérus, la circonférence sera grande ; elle sera petite au contraire si le corps fibreux est pédiculisé. Encore, dans cette variété, le toucher suit la sonde. Le palper abdominal, de son côté, donne d'utiles renseignements. En effet le cathéter arrêté au point le plus culminant de la tumeur, la distance qui le sépare du fond de l'organe indique la longueur du fibroïde. Dans le cas de polype fibreux la sonde s'arrête une première fois contre lui et par suite d'une petite déviation arrive à sa base d'implantation. La quantité de centimètres dont elle s'est avancée en dernier ressort indique rigoureusement sa longueur.

Figurons-nous un fibroïde interstitiel développé dans la paroi postérieure ou bien un fibroïde sous-muqueux à base large implanté dans cette paroi ; la cavité se présentera sous une forme en cupule. Pour ce cas particulier on ne pourra pas dans l'introduction de la sonde suivre d'une façon rigoureuse les règles que nous avons précédemment tracées. L'instrument, présenté à l'ouverture du museau de tanche et introduit de toute la longueur de la cavité cervicale, éprouvera, après avoir franchi l'orifice interne du col, un mouvement de rotation qui portera tout entier sur le manche et sera poussé la concavité en arrière. En général toutes les fois qu'il s'agira d'une tumeur située sur l'une des faces, le cathéter sera introduit, une fois son extrémité olivaire engagé dans l'utérus, de manière que sa concavité embrasse la tumeur. En suivant cette règle invariable le bec de la sonde ira butter contre le fibroïde, puis le contournera jusqu'à atteindre le fond de l'utérus. A ce moment on ramènera en avant le bec qu'on sentira au-dessus du pubis, ce qui démontrera que le *diamètre* antéro-postérieur tout au moins a augmenté. Cette partie de l'opération doit être exécutée avec ménagement sous peine de léser l'organe.

Si le fibroïde siége à la face antérieure, que ce soit dans les couches les plus internes ou que ce soit immédiatement sous la muqueuse, la sonde éprouvera de la part de la tumeur un temps d'arrêt après lequel elle continuera son acheminement.

Qu'on vienne alors à lui imprimer un mouvement de rotation, on percevra son extrémité utérine par un doigt introduit dans le rectum à une hauteur plus grande que si l'organe était sain, preuve que celui-ci a acquis une augmentation dans son *diamètre* antéro-postérieur.

Les deux faces peuvent être prises de fibroïdes qui s'adossent en un point de façon à ne laisser entre eux qu'une fente, tandis que de chaque côté de ce point existe un espace triangulaire. Une coupe de l'utérus qui intéresserait à la fois les deux tumeurs opposées donnerait une figure semblable à un X. D'autre fois ces tumeurs au lieu d'être exactement opposées peuvent être superposées l'une à l'autre de manière qu'une coupe longitudinale donnerait une figure en S. Suivant la situation en avant ou en arrière de la tumeur la plus élevée la sonde sera sentie en avant ou en arrière au-dessus du pubis ou dans le rectum plus ou moins profondément à cause de l'extension du diamètre antéro-postérieur.

Souvent le corps fibreux envahit un bord de l'organe; il agrandit sa cavité en lui donnant une forme ovalaire. On n'oubliera pas que la sonde doit être introduite, sa concavité embrassant la tumeur. Par le toucher rectal sa convexité sera perçue aussi profondément que possible. Deux tumeurs peuvent se développer sur les bords, l'une à droite l'autre à gauche, de sorte qu'elles sont mises l'une en regard de l'autre, plus ou moins rapprochées de façon à se toucher en un point de leur surface. Dans ce cas une coupe transversale qui passerait par leur centre représenterait un X. Il s'agit de savoir comment on doit procéder au cathétérisme. La sonde suivra la ligne médiane, en prenant un point d'appui sur une des parois.

Comme tous les points de l'utérus sont susceptibles de porter un fibroïde, on en a vu qui ont pour siége les angles de l'organe, étendant leurs domaines jusque sur les trompes. Leur conséquence habituelle est encore l'agrandissement de la cavité; le *diamètre* antéro-postérieur est augmenté et le transverse pris au niveau des trompes, sensiblement diminué, surtout dans le cas de fibroïde sous-muqueux. La sonde poussée dans le sens de l'axe butte d'abord contre la tumeur et glisse ensuite sur sa surface jusqu'à atteindre le fond de l'utérus. Le mieux qu'on puisse faire, c'est de diriger la connexité du cathéter contre le bord opposé au siége du mal. Ce précepte a d'autant plus sa raison d'être que le fibroïde d'un des angles tend fatalement à se propager le long du bord qui fait suite à cet angle.

Il va sans dire que le fibroïde de l'angle et de la gouttière latérale peut être ou bien inséré par une large base sur la paroi ou bien très-finement pédiculisé. Lorsqu'il est pédiculisé la cavité est ovalaire ou sphéroïde. La sonde nous renseigne sur le mode d'implantation. Si elle décrit un cercle très-restreint tout autour de la tumeur, c'est que celle-ci est pédiculisée. La mobilité plus grande de l'instrument ajoute à l'exactude du diagnostic de la variété. Tandis que la concavité embrasse facilement la tumeur, son extrémité olivaire est sentie à l'hypogastre ou dans le rectum.

Le libre jeu de la sonde et la perception de son extrémité utérine à l'hypogastre et dans le rectum à une certaine profondeur sont des preuves irrécusables de l'agrandissement de la cavité, agrandissement qui peut comprendre tous les diamètres dans le cas de polype fibreux.

Jusqu'ici il n'a pas encore été question de fibroïde siégeant au col. Dans ce cas le col acquiert un volume considérable. Déplacé de sa position normale il va se cacher derrière la symphyse, ou bien il se plonge dans la cavité du sacrum, ou bien enfin il se place sur les côtés du bassin. Il arrive que souvent le col se confond avec le corps de l'utérus. Dès lors il devient imperceptible, il s'efface, en même temps qu'il ne se trouve plus sous la portée du doigt aussi distinctement que d'ordinaire. A peine donne-t-il au doigt explorateur la sensation de mamelons, de reliefs et d'une dépression centrale, vestige de son orifice externe. Il échappe à l'examen au speculum. Dans ce cas l'hystérométrie doit être faite avec la plus grande prudence possible à l'aide d'une sonde très-courbe et très-déliée et le plus souvent en dehors des règles. Plus les règles céderont le pas à la nécessité, plus il est prescrit de procéder avec lenteur, douceur et précaution.

Un tel déplacement du col ne saurait ne pas entrainer une déviation utérine ; seulement le col fibreux est à l'opposite du fond de l'utérus; de là deux tumeurs occupant deux points diamétralement opposés et perceptibles par le toucher et le palper abdominal.

La sonde après avoir délimité la tumeur et constaté qu'elle siége seulement au col, rassure le praticien sur les suites de l'opération qu'il voudra intenter contre la maladie. En effet, il sait par là qu'il ne portera nulle atteinte au péritoine et qu'il est mis de la sorte entièrement à couvert des dangers qui ne manqueraient certainement pas de surgir de son intervention.

Le fibroïde provoque bien des désordres dans l'appareil utéro-ovarien et dans l'économie. Pour ne considérer que ceux de l'utérus, nous avons à constater l'hypertrophie constante de l'organe dont le corps subit le plus ordinairement une plus ou moins grande déformation. En même temps il ne garde plus la même position ni la même direction. Tantôt abaissé et même refoulé par les vicères abdominaux qui pressent sur lui, tantôt exempt de tout obstacle, il s'élève dans la cavité abdominale et va flotter au-dessus du pubis. Tantôt cédant sous son propre poids il s'affaisse sur lui-même et sur les organes pelviens qu'il comprime, tantôt enfin il se fléchit, se renverse dans tel sens ou tel autre, mais le plus souvent latéralement, tous désordres qui ne laissent d'apporter bien des troubles aux fonctions de l'organe.

De son côté le fibroïde s'accroit. Où prend-il les éléments de son accroissement quand il est privé de vaisseaux? Probablement il se nourrit par imbibition, empruntant aux tissus voisins les principes constitutifs dont il a besoin. Par le fait de son acroissement il devient bientôt incapable de séjourner au milieu des éléments musculaires de l'organe lorsqu'il est interstitiel; il tend naturellement à se faire jour du côté de la cavité utérine ou abdominale selon sa proximité de l'une ou de l'autre de ces cavités. Il y arrive fatalement en dissociant le tissu utérin. En même temps il fait de nouvelles étapes dans le parenchyme utérin.

Enfin, comme conséquence inévitable de tous ces désordres pathologiques, l'organe augmente de volume et de capacité au point que son diamètre antéro-postérieure a souvent offert à M. Galland une longueur au-dessus de12 *centimètres*.

Observation XIII. — Mme D..., âgée de 43 ans, est malade depuis 18 mois.

Elle est très-faible par suite de pertes abondantes qui l'épuisent. Elle n'a eu ni enfants, ni fausses couches. Elle est nerveuse et impressionnable. Les règles apparaissent toutes les trois semaines très-abondamment, s'annonçant par des souffrances assez vives neuf jours auparavant. Dès la puberté, se sont montrées des pertes qui, depuis une dizaine d'années, sont assez faibles, ne durant pas plus de deux ou trois jours. Elle n'a jamais éprouvé de battements de cœur, et son sang est assez riche. Pas de maux de reins. Elle n'a jamais éprouvé de retards, ni de pertes entre les époques, Les lèvres de la vulve sont toujours gonflées. L'estomac fonctionne bien, mais elle est constipée depuis les pertes. Maigre pendant sa jeunesse, l'embonpoint est arrivé depuis que son état l'a obligée à garder le repos.

Les pertes s'accompagnent du rejet de petites peaux blanches et roses. Le col est légèrement ramolli au toucher. Sur le côté droit de l'utérus, existe une petite tumeur située en dehors. Les parois du ventre sont tendues. Par le palper, on sent de petites tumeurs multiples, situées dans les parois de l'utérus, tendant à devenir sous-péritonéales; ce sont des corps fibreux.

Au spéculum, on aperçoit, sur le côté droit du col, une petite tumeur. L'orifice du col est étroit et offre une légère fente.

Le cathéter pénètre à 85 *millimètres*

Traitement : Ergotine . . . . 2 grammes.
Extrait de belladone. 0,10 centigrammes.
Eau. . . . . 120 grammes.

A prendre par cuillerées à café de 4 à 6 par jour.

Teinture d'iode. . . 12 grammes.
Laudanum . . . . . 3 grammes.

Pour frictions.

Le 10 février. Pas de perte depuis la dernière visite. L'aspect du col est le même. On éprouve la même sensation au toucher et au palper abdominal. On continue le même traitement.

Le 18 février. Il y a une légère apparition de sang, avec de violentes douleurs.

Le 25. La malade va mieux, excepté qu'elle a des douleurs dans l'abdomen. Le mieux continue les jours suivants; les hémorrhagies ont cessé, et le col présente un bon aspect, quoique légèrement rosé.

Du 31 mars au 1er avril, l'hémorrhagie a reparu très-abondamment pour cesser le 2 et le 3. La malade est très-pâle. A partir de ce moment on emploie le courant continu avec interruption.

Le 3 avril. L'hémorrhagie reparait. On continue l'électrisation avec 80 puis avec 120 éléments.

Le 8. L'hémorrhagie continue avec moins de violence, ainsi jusqu'au 10. Toujours l'électricité. Dès ce moment, nous ne revoyons plus la malade.

Observation XIV. — Mlle P..., âgée de 37 ans, a toujours eu, depuis l'âge de 12 ans, des règles faciles et abondantes. Depuis trois ou quatre ans, elle souffre dans le ventre. Depuis quatre ans seulement elle éprouve des pertes blanches après les époques.

Elle a peu d'appétit, des digestions difficiles, du gonflement d'estomac, de la chaleur et de la rougeur à la suite des repas.

La marche est difficile et la station debout pénible. La malade se fatigue très-vite. Depuis deux ans les règles sont très abondantes. Elle a des palpitations de cœur avec des bruits très- forts.

On ne trouve pas trace de diathèse, et jamais de constipation.

Par le palper abdominal, on sent plusieurs masses volumineuses, de consistance fibreuse. A droite, la tumeur remonte jusqu'au niveau de l'ombilic; elle est de forme ovoïde, à grosse extrémité en haut. A gauche, la tumeur est moins volumineuse. Au-dessus du pubis existe encore une autre petite tumeur. La grosse tumeur vient atteindre le col, auquel on communique du mouvement en pressant sur la tumeur de droite. Le mouvement est moins accentué quand on presse sur la tumeur de gauche.

Au toucher, on trouve un col rétroversé et entraîné en haut par les fibroïdes.

Au spéculum, le col est sain, les culs-de-sac sont libres. Le cathéter s'enfonce à 12 *centimètres.*

Observation XV. Mme R... est agée de 41 ans et ordinairement bien réglée, sans douleur; les règles durent 3 ou 4 jours Elle a eu des pertes blanches autrefois. Elle a fait un enfant il y a de cela 19 ans et n'a jamais fait de fausse couche.

A la suite de son accouchement elle a eu une péritonite et des douleurs s'irradiant jusqu'à l'estomac.

La marche est difficile et la station debout impossible. En outre elle souffre de névralgie lombo-abdominale et de constipation opiniâtre de tous temps. L'estomac est gonflé. De la rougeur lui vient au visage après les repas. Elle est souvent étourdie.

Elle a des maux de cœur après les repas, des renvois acides. Elle a des pellicules dans la tête et se plaint de démangeaisons aux parties au moment des époques.

Au toucher le col se présente à une courte distance de la vulve et permet d'embrasser une tumeur grosse comme une orange qui siège à la partie antérieure et latérale de l'utérus jusqu'aux ailerons du ligament large. Cette tumeur remonte à trois travers de doigt au-dessus du pubis.

Le palper détermine de la douleur ; le pincement de la peau l'éveille à gauche. Il existe des points douloureux à la hanche.

Au speculum le col est parfaitement net, d'aspect absolument sain.

Le cathéter est introduit jusqu'à 10 *centimètres.*

Traitement : vin aux repas, bicarbonate de soude, 5 gr. par litre, gouttes amères de Baumé, 3 gouttes avant le repas. Frictions avec chloroforme, éther et alcool camphré. Injection avec infusion de feuilles d'eucalyptus. Infusion de salspareille.

Le 15 novembre, l'état général est beaucoup mieux. Pansement glycériné.

Le 18. La malade ne souffre pas à l'introduction du speculum. Elle a des douleurs d'estomac avec gonflement de cet organe. La névralgie lombo-abdominale est améliorée. Même pansement.

Le 29, elle a de violentes douleurs d'estomac qui est sensible au toucher. Les gouttes noires sont remplacées par le bromure de potassium.

Le 2 décembre, même état, même traitement, de plus il y a hémorrhagie qui continue jusqu'au 16. Pansement glycériné.

Le 16, la perte cesse pour recommencer le 23. Application de courant continu avec interruption.

Le 27, l'état général est assez satisfaisant. On continue l'électrisation. Le mieux se poursuit.

Le 15 janvier 1879, la malade à la sensation d'une boule roulant dans son ventre et des douleurs vives dans les aines qui se compliquent, le 17, de douleurs des ovaires.

Le 20, les douleurs sont moins vives. On continue l'électrisation et le pansement glycériné.

Le 22, le mieux s'accentue, l'hémorrhagie a complètement cessé. Tout va bien durant tout le mois de février.

Le 12 mars de vives douleurs se déclarent dans le côté gauche de l'abdomen. On applique un vésicatoire et on prescrit de la morphine.

Le 14, rien n'est changé dans l'état de la malade. On applique deux fois par jour, gros comme une noisette, une pommade à l'extrait de belladone.

Le 4 avril, la malade a du gonflement d'estomac avec crampes très-violentes. On prescrit une potion avec 2 grammes d'extrait de valériane. Pansement glycériné.

CONCLUSIONS

Il résulte de ce qui précède que l'utérus présente quelques particularités en rapport avec l'âge de la femme. Ainsi chez l'enfant à terme les *diamètres* inférieures sont plus larges que les supérieurs, chez la petite fille de 3 à 4 ans la moyenne des *diamètres* est de 25 *millimètres*, l'inférieur plus grand que le supérieur. Chez les vierges le *diamètre* vertical mesure en moyenne 50 *millimètres*, 54 chez la femme nullipare, 72 chez la multipare. La capacité de l'organe varie entre 5 et 8 *centimètres* cubes. Dans la vieillesse l'organe utérin est atrophié.

Dans la congestion le *diamètre* antéro-postérieur atteint le chiffre de 7 *centimètres* et demi.

Dans l'engorgement chronique il varie entre 8 et 9 *centimètres.*

Dans la méthite chronique il est de 9 *centimètres.*

Dans la métrite parenchymateuse chronique résultant de l'arrêt d'involution il oscille entre 9 et 10 *centimètres.*

Enfin dans le fibroïde il varie entre 9 et 10 *centimètres* et atteint souvent 12 *centimètres.*

En résumé, le cathétérisme longitudinal de l'utérus est un élément de diagnostic des plus importants qui, dans le plus grand nombre des circonstances, peut renseigner le praticien sur la nature de la maladie, en démontrant l'état d'ouverture ou de fermeture de l'isthme, l'agrandissement de la cavité dans le sens de la longueur et dans le sens transversal, l'altération fongueuse de la muqueuse utérine, le changement de forme de l'utérus et la présence d'une tumeur interstitielle ou sous-muqueuse, ayant déformé la cavité, ou la présence d'une tumeur intra-cavitaire ayant amené une augmentation de la cavité utérine.

On peut dire hardiment que sans ce moyen d'exploration, dans un grand nombre de cas, le diagnostic des affections utérines reste incomplet.

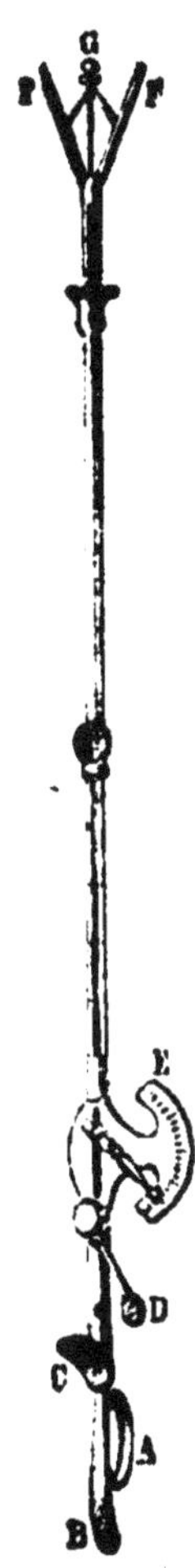

Voici la figure de l'hystéromètre du docteur Cambanis, dont nous avons donné la description pages 16 et suivantes.

Paris. — Typ. Collombon et Brûlé, r. de l'Abbaye, 22

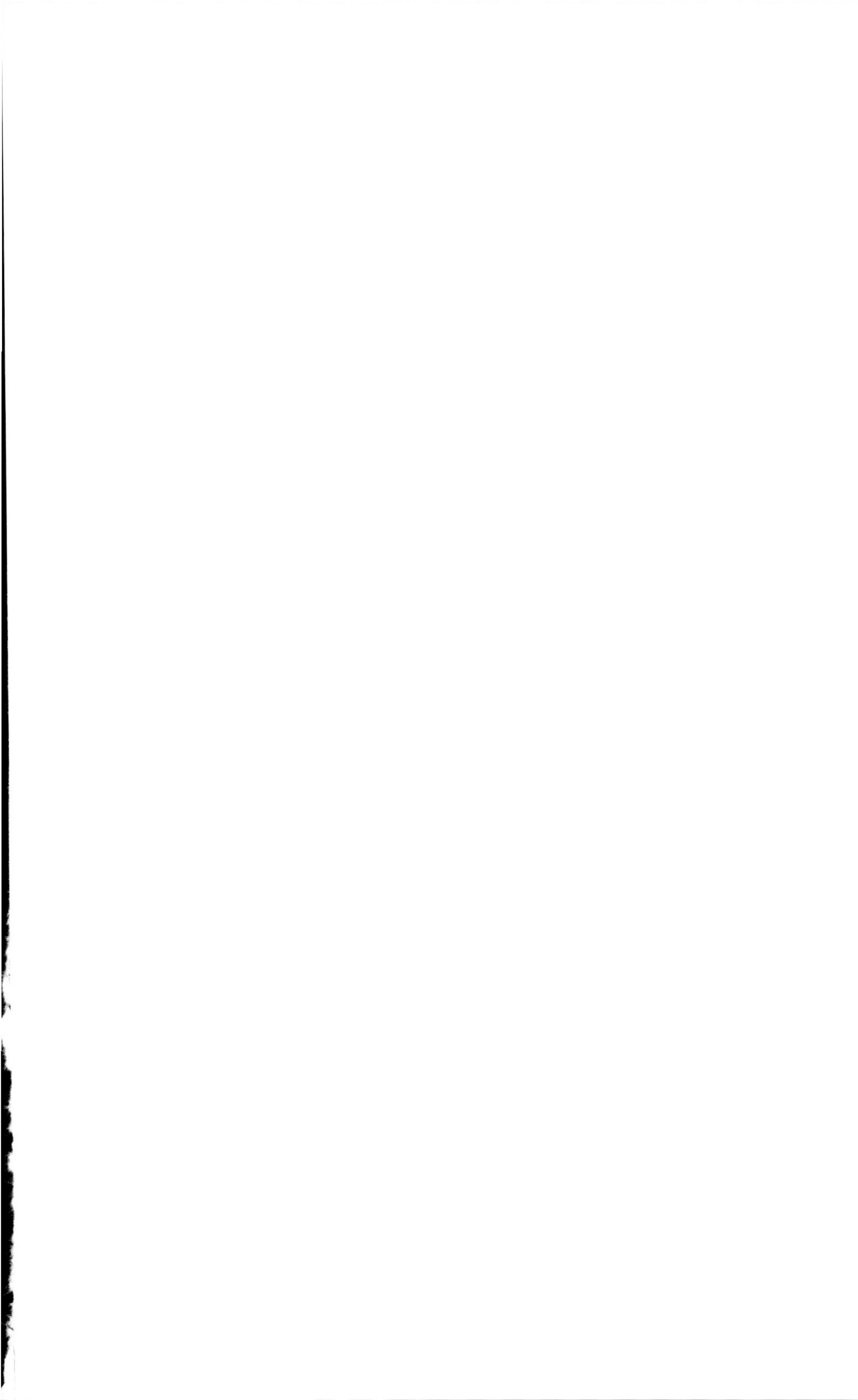

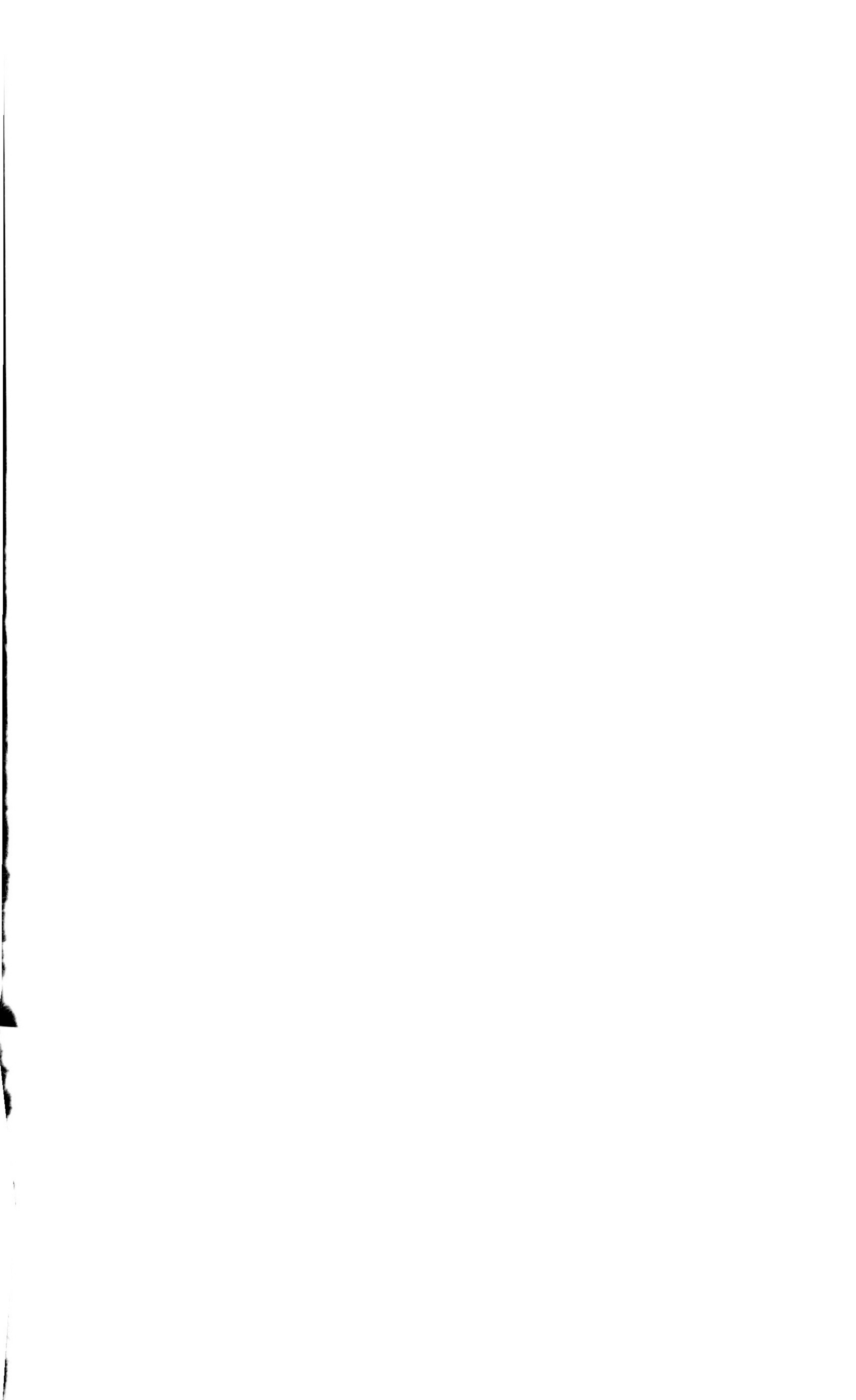

www.ingramcontent.com/pod-product-compliance
Ingram Content Group UK Ltd.
Pitfield, Milton Keynes, MK11 3LW, UK
UKHW012247240726
13966UKWH00004B/1338